Psychosomatische Medizin im interdisziplinären Gespräch

Herausgeber: R. Klußmann

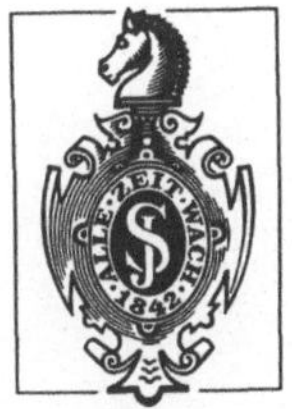

R. Klußmann (Hrsg.)

Der Magen-Darm-Kranke

und seine prä- und
postoperative Situation

Springer-Verlag
Berlin Heidelberg New York
London Paris Tokyo

Prof. Dr. Rudolf Klußmann
Leiter der Psychosomatischen Beratungsstelle
der Medizinischen Poliklinik der Universität München
Pettenkofer Str. 8 a, D-8000 München 2

ISBN-13:978-3-540-17268-0   e-ISBN-13: 978-3-642-71701-7
DOI: 10.1007/978-3-642-71701-7

CIP-Kurztitelaufnahme der Deutschen Bibliothek.
Der Magen-Darm-Kranke und seine prä- und postoperative Situation / R. Klußmann
(Hrsg.). - Berlin ; Heidelberg ; New York ; London ; Paris ; Tokyo : Springer, 1987.
(Psychosomatische Medizin im interdisziplinären Gespräch ; 1)
ISBN-13:978-3-540-17268-0

NE: Klußmann, Rudolf [Hrsg.]; GT

Gesamtherstellung: Appl, Wemding
2119/3140-543210

Vorwort

Mit der vorliegenden Publikation wird eine Buchreihe mit dem Titel
„Psychosomatische Medizin im interdisziplinären Gespräch" ins
Leben gerufen. Der Titel ist bewußt provokativ und doppeldeutig
gewählt: kein interdisziplinäres Gespräch über Krankheiten kann
ohne Gedanken der Psychosomatik ablaufen. Seelisches fließt in
Körperliches ein, Körperliches in Seelisches, oft nicht meßbar, aber
immer deutlich spürbar:

1) in der ärztlichen Praxis, in der mindestens jeder zweite Patient
   mit einem psychosomatischen Krankheitsangebot an den Arzt
   herantritt,
2) in der klassisch-naturwissenschaftlichen Forschung, in der die
   „Subjektivität des Untersuchungsgegenstandes ... als varianz-
   analytisch bestimmbare, lästige Streubreite objektiver Daten"[1]
   berücksichtigt werden muß.

Angesichts dieser Erkenntnisse ist es erstaunlich, daß es bisher
kaum gelungen ist, psychosomatisches Gedankengut insbesondere
in die universitäre Medizin hineinzutragen. Der seit 1970 in die
Approbationsordnung für Ärzte eingeführte Pflichtunterricht in
Psychosomatik und Psychotherapie findet erst gegen Ende des Stu-
diums – im 9. Fachsemester – statt. Zu dieser Zeit sind die entscheidenden Weichen hinsichtlich einseitig kartesianisch-naturwissen-
schaftlichen Denkens längst gestellt. Das Interesse an psychosomatischen Zusammenhängen wächst erst wieder im Praxisalltag, in
dem die anfallenden Probleme nur mit ganzheitlichem, patienten-
und nicht krankheitszentriertem Zugang zum kranken Menschen zu
bewältigen sind. Hieraus ergibt sich die Notwendigkeit, daß Medi-
zinstudenten vom ersten Semester an zusätzlich zu Anatomie, Phy-
siologie und Biochemie gleichrangig mit Psychobiologie, Tiefenpsy-
chologie und Soziologie konfrontiert werden. Nur dadurch könnte
die einseitige Erziehung zur Organ- und Apparatemedizin in Richtung eines ganzheitlichen Denkansatzes korrigiert werden.

---

[1] Zepf S, Liedtke R (1976) Der Arzt in der Behandlung des psychosomatischen
Patienten. Therapiewoche 26/7: 1058

Ein Umdenken ist nötig. Der behäbige Apparat der universitären Medizin ist wegen der strengen Trennung von Geistes- und Naturwissenschaften jedoch nur schwer zu bewegen. Das ist um so bedauerlicher, als die Naturwissenschaft des Menschen die leiblich-seelisch-geistige Einheit berücksichtigen müßte. Hat Groß[2] recht, wenn er sagt: „Wo es im ärztlichen Bereich um die Erhebung von Befunden, ihre Gewichtung, ihre logische Verarbeitung geht, hat die Hermeneutik nichts oder allenfalls Hypothesen beizutragen"? Hermeneutik und Psychoanalyse, Soziologie und Psychobiologie haben unser Verständnis des kranken Menschen wesentlich erweitert.

Bei einer großen Anzahl (vielleicht sogar dem überwiegenden Anteil) unserer Patienten läßt uns die sog. reine Naturwissenschaft im Stich. Aber auch bei diesen Kranken ist ärztliches Handeln gefordert. Die Kluft zwischen wissenschaftlicher Medizin und ärztlicher Praxis ist hier besonders deutlich und der Ruf nach einer umfassenderen Ausbildung des Arztes nachvollziehbar. Die Hoffnung bleibt: „Die Medizin des 19. Jahrhunderts war naturwissenschaftlich, diejenige des 20. Jahrhunderts technologisch bestimmt. Unter Beibehaltung ihrer naturwissenschaftlichen und technologischen Errungenschaften wird sie im nächsten Jahrhundert anthropologisch sein."[3]

Das Wort „Psychosomatik" wird mit 3 Bedeutungsinhalten gebraucht:

1) „Psychosomatisch" als Grundeinstellung bedeutet, daß der Arzt seelische Faktoren im Rahmen der Diagnostik und Therapie berücksichtigt. Man kann auch von „allgemeiner Psychosomatik" sprechen.
2) Psychosomatik wird auch verstanden als eine spezifische Behandlungs- und Forschungsrichtung, die mit Hilfe physiologischer und psychologischer Untersuchungsverfahren seelisch (mit)bedingte Einflüsse und Ursachen körperlicher Erkrankungen herausarbeitet und entsprechend der Kausalkette die Krankheit umfassend-ganzheitlich behandelt. Hierbei kann man von „spezieller Psychosomatik" sprechen.
3) Metapsychologisch-philosophisch wird der Begriff „Psychosomatik" verwendet, um die Einheit der Persönlichkeit in ihren körperlichen und seelischen Dimensionen zu erfassen.

Die Dichotomie zwischen einer organisch und einer psychologisch betonten Wissenschaft vom Menschen wird nicht nur in den meist streng voneinander getrennten Publikationsmöglichkeiten in den meist einseitig bestimmten (Standard)zeitschriften deutlich. Sie zeigt sich auch in der Verschiedenheit ihrer jeweiligen Sprache. Ein

---

[2] Groß R (1986) Braucht ein Arzt Hermeneutik? Dt Ärztebl 83/7: 383
[3] Buchborn E (1980) Die Medizin und die Wissenschaften vom Menschen. Verh Dt Ges Inn Med 86: XLIII

wesentlicher Grund dafür liegt in der Tatsache, daß die psychoanalytische Psychosomatik – von der die entscheidenden Impulse für das Fach ausgingen – dazu auffordert, Krankheit im subjektiven Sinnzusammenhang der individuellen Lebensgeschichte zu betrachten.

Das interdisziplinäre Gespräch auch mit der psychosomatischen Medizin erscheint um so notwendiger, je weiter beide Richtungen – die Organmedizin wie die Psychosomatik – in ihrer Forschung voranschreiten. Es gilt, eine Brücke zu bauen – um einen Gedanken von v. Uexküll aufzugreifen – zwischen einer Medizin ohne Seele und einer Psychotherapie/Psychoanalyse ohne Körper.

Den Auftakt der Gesprächsreihe bildet ein gastroenterologisches Thema: „Der Magen-Darm-Kranke und seine prä- und postoperative Situation." Ausgehend von der Annahme, daß wichtige Krankheitsbilder der Gastroenterologie nur über einen psychosomatischen Denkansatz zu verstehen sind – insbesondere das Ulcus duodeni, der M. Crohn, die Colitis ulcerosa, das Colon irritabile, die habituelle Obstipation – stellt sich die Frage, wie der Patient mit einem evtl. notwendig werdenden operativen Eingriff oder gar der Entfernung des Organs fertig wird. Unter der Prämisse, daß bei Entstehung und Unterhalt der Erkrankungen psychosoziale Faktoren eine Rolle spielen und das erkrankte Organ damit zu einem psychodynamisch verstandenen „Ziel-" oder „Erfolgsorgan" seelischer Problematik wird, müßte es zu einem Symptomwandel kommen, weil nicht anzunehmen ist, daß Persönlichkeits- und Verhaltensfaktoren mit Hilfe einer Operation zu ändern sind. Die Untersuchungen weisen nach, daß es nach der Operation teilweise zu neuen Beschwerden kommt, daß alte, lange zurückliegende Symptome wieder aufflammen können. Jedoch ist ein Kausalzusammenhang mit der Primärpersönlichkeit oft schwer nachweisbar, so daß ein „syndrome shift" in psychosomatischem Verständnis nicht immer deutlich wird und weitere Forschungsprogramme erforderlich macht.

Es geht bei den operierten gastroenterologisch Kranken wesentlich auch um das Problem der sekundären Krankheitsverarbeitung, um die Frage, wie der Patient mit dem ja meist verstümmelnden operativen Eingriff fertig wird und welche Bewältigungsstrategien auch vom Arzt angeboten werden können. So ist es das Anliegen dieses Buches, in einem psychosomatischen Ganzheitsverständnis auf Probleme des Magen-Darm-Kranken und auf Lösungsmöglichkeiten hinzuweisen.

Mein Dank gilt in erster Linie den Autoren dieser Publikation. Sie waren bereit, ihre Vorträge anläßlich des Symposions zum 35jährigen Bestehen der Psychosomatischen Beratungsstelle der Medizinischen Poliklinik der Universität München in eine gut lesbare, dem Gesamtkonzept des Buches nachempfundene Form zu bringen und damit die Publikation über einen „Symposionband" hinauszuheben. Der Dank gilt in gleicher Weise den Mitarbeitern des Springer-Verlags, die dieses Buch beispielhaft vorbereitet und herausgebracht haben.

Inhaltsverzeichnis

Teil III. Darm

Mitarbeiterverzeichnis

Prof. Dr. M. Ermann
Nervenklinik der Universität, Abteilung für Psychotherapie
und Psychosomatik
Nußbaumstr. 7, D-8000 München 2

Prof. Dr. H. Freyberger
Medizinische Hochschule, Abteilung Psychosomatik
Karl-Wiechert-Allee 9, D-3000 Hannover 61

Prof. Dr. H. Goebell
Universitätsklinikum, Medizinische Klinik und Poliklinik
Hufelandstr. 55, D-4300 Essen

Prof. Dr. H. Huchzermeyer
Klinikum, Medizinische Klinik
Friedrichstr. 17, D-4950 Minden

Dr. B. Klußmann
Heinrich-Kröller-Str. 3, D-8000 München 90

Prof. Dr. R. Klußmann
Medizinische Poliklinik der Universität
Pettenkoferstr. 8 a, D-8000 München 2

Dr. H.-W. Künsebeck
Medizinische Hochschule, Abteilung Psychosomatik
Karl-Wiechert-Allee 9, D-3000 Hannover 61

Dr. W. Lempa
Medizinische Hochschule, Abteilung Psychosomatik
Karl-Wiechert-Allee 9, D-3000 Hannover 61

Prof. Dr. Dr. A. E. Meyer
Universitätskrankenhaus Eppendorf, II. Medizinische Klinik,
Psychosomatische Abteilung
Martinistr. 52, D-2000 Hamburg 20

Priv. Doz. Dr. H.-J. Meyer
Medizinische Hochschule, Klinik für Abdominal- und
Transplantationschirurgie
Konstanty-Gutschow-Str. 8, D-3000 Hannover 61

Prof. Dr. G. Overbeck
Klinikum der Universität, Abteilung für Psychotherapie und
Psychosomatik, Haus 13 b
Theodor-Stern-Kai 7, D-6000 Frankfurt 70

Dr. W. Söllner
Ordinariat für Medizinische Psychologie und Psychotherapie
Sonnenburgstr. 16, A-6020 Innsbruck

Dr. A. Sönnichsen
Frühlingstr. 2, D-8032 Gräfelfing

Priv. Doz. Dr. W. Wellmann
Medizinische Hochschule, Zentrum Innere Medizin und
Dermatologie, Abteilung Hepatologie und Gastroenterologie
Konstanty-Gutschow-Str. 8, D-3000 Hannover 61

Prof. Dr. W. Wesiack
Ordinariat für Medizinische Psychologie und Psychotherapie
Sonnenburgstr. 16, A-6020 Innsbruck

Prof. Dr. R. Winkler
Martin-Luther-Krankenhaus, Chirurgische Klinik
Luther-Str. 22, D-2380 Schleswig

Dr. B. Wurm
Ordinariat für Medizinische Psychologie und Psychotherapie
Sonnenburgstr. 16, A-6020 Innsbruck

TEIL I. Symptomwandel

Der interdisziplinäre Ansatz der psychosomatischen Medizin unter besonderer Berücksichtigung des psychoanalytischen Theorems der Symptomverlagerung

A.-E. Meyer

Das ziemlich umfassende Thema meines Beitrags wurde von mir akzeptiert, bevor mir klar war, daß die nachfolgenden Referate sich auf ein deutlich engeres Gebiet beziehen.

Abgehandelt werden die prä- und die postoperative Situation (inklusive der Frage der Symptomverlagerung) bei 3 chronisch gastroenterologischen Krankheiten: Kolitis, Magenkrankheit und M. Crohn.

Daß zu diesem Thema auch Psychosomatiker hinzugezogen werden, entspricht einer altehrwürdigen Definition. Im allerersten Lehrbuch für Psychosomatik, demjenigen von Weiss u. English (1949) steht:

Psychosomatik ist ein vergleichsweise neuer Begriff. Aber er beschreibt einen Weg der Medizin, der so alt ist wie die Kunst des Heilens selber. Sie ist keine Spezialität, sondern eine Sehweise, die für alle Aspekte von „Medizin und Wundartzney" gilt. Es geht nicht darum, das Soma weniger zu studieren, aber es geht darum, die Psyche mehr zu studieren.

Der programmatische Anspruch dieser Definition ist utopisch. Menschliche Ressourcen sind begrenzt: der Tag hat nur 24 Stunden und die Erde ist ein endlicher Stern.

Wir können nicht bei jedem Patienten ein EKG schreiben oder eine Thoraxaufnahme machen, geschweige denn eine biographische Anamnese, ein psychoanalytisches Erstinterview, einen mehrstündigen Psychotest oder ein Familiengespräch. Jegliche diagnostische Maßnahme bedarf einer Indikation als Rechtfertigung. Dies kann Zugehörigkeit zu einer bestimmten Krankheitseinheit sein, z. B. zu einer sog. Psychosomatose. Dieser Begriff wird immer wieder – und nicht ohne Grund – kritisiert, weil prinzipiell jede Krankheit im weiten Sinn des Wortes psychosomatisch ist, denn Krankheit ist immer auch ein psychosoziales Ereignis.

Dennoch wissen wir, daß bei der Appendicitis acuta nur ganz selten diagnose- und/oder therapierelevante psychologische Befunde zu erheben sind. Bei der sog. chronischen Appendizitis sieht das schon ganz anders aus.

Somit lassen sich Psychosomatosen operational definieren als Körperkrankheiten, bei denen es sich lohnt, psychologisch zu untersuchen, weil sich bei ihnen überzufällig häufig Befunde ergeben, ohne die Diagnose, Prognose und/oder Therapie schlechter zu bestimmen wären.

Um diese Definition zu überprüfen, muß die Forschung erst einmal den utopischen Ansatz von Weiss u. English (1949) auf eine repräsentative Stichprobe einer Krankheitseinheit anwenden. Erst danach wissen wir, welche Krankheitseinheiten Psychosomatosen im oben definierten operationalen Sinn sind.

Das soll nicht heißen, daß Zugehörigkeit zu einer bestimmten Krankheitseinheit die einzige Indikation ist, um interdisziplinär einen Psychosomatiker hinzuzuziehen. Verlängerte Rekonvaleszenz, Verschlimmerungen oder Besserungen synchron mit psychosozialen Situationen, Mißverhältnisse zwischen subjektiven Klagen und objektivem Befund, Schwierigkeiten, einen Therapieplan einzuhalten u. v. a. m. sind partikuläre Indikationen.

In unserer Definition von Psychosomatose stellt der Terminus „überzufällig häufig" eine statistische oder probabilistische Aussage dar. Dies impliziert, daß wir auch Patienten, die psychologisch unauffällig sind, zumindest in der Untergruppe finden, die man Somatopsychosomatosen nennt.

Im Anschluß an Engel (1970, S. 461) kann man Somatopsychosomatosen definieren als jene Psychosomatosen, welche

a) somatisch strukturelle Veränderungen aufweisen – im Gegensatz zu funktionellen – und

b) wo wir „somatische Weichensteller" kennen oder mit einigem Grund vermuten dürfen.

Somatisch strukturelle Psychosomatosen sind somit Kolitis oder Ulcus duodeni im Gegensatz zu Hyperventilationstetanie oder sexuellen Funktionsstörungen. Somatische Weichensteller sind z. B. die angeborene Pepsinhypersekretion beim Ulcus duodeni oder die wahrscheinlich vorbestehende IgE-Erhöhung beim Asthma.

Wir stellen uns vor, daß bei Somatopsychosomatosen psychosoziale Faktoren und somatische Weichensteller nach der Freudschen Ergänzungsregel zusammenwirken. Diese besagt, daß, was einem Faktor zur Erreichung der kritischen Schwelle für die Symptommanifestation fehlt, durch einen anderen ergänzt werden kann. Erreichen die somatischen Faktoren 100%, können die psychischen und psychosozialen gleich Null sein. Deswegen können bei Somatopsychosomatosen nur statistische Aussagen über die psychische Beteiligung gemacht werden.

Vielleicht erklären somatische Weichensteller auch, warum wir zwischen Colitis ulcerosa und M. Crohn so wenig psychologische Unterschiede finden. Vielleicht bestimmen jene – d. h. die „somatischen Weichensteller" – die morphologische Gestalt der Krankheit, und die psychologischen Faktoren sind reine Auslöser.

Im Unterschied zu den Somatopsychosomatosen werden wir bei funktionellen Psychosomatosen immer psychologisch fündig. Bei Hyperventilationstetanie oder dem Kernbild der Herzneurose, das ich als Herztodhypochondrie bezeichne, oder auch bei der Anorexia nervosa finden wir immer psychopathologisch relevante Befunde.

Der Vergleich von prä- und postoperativer Phase im Hinblick auf die Symptome führt zum spezifisch psychoanalytischen Theorem des Symptomwandels.

Dieses Theorem ist der Folgesatz eines zentralen psychoanalytischen Theorems, welches lautet: „Das Symptom ist eine Kompromißbildung zwischen verpöntem Impuls und dessen Abwehr." Das galt zunächst nur für psychoneurotische Symptome wie Konversionen, Zwänge oder Phobien, wurde aber auf funktionelle und somatopsychosomatische Symptome erweitert.

Das Impuls-Abwehr-Kompromiß-Theorem der Symptombildung macht wahrscheinlich, daß es nutzlos ist, nur das Symptom zu behandeln, denn der unbehandelte zugrundeliegende Konflikt wird zu einem Rezidiv oder einem neuen Symptomkompromiß führen.

Weit über die Gruppe der Psychoanalytiker hinaus ist dieses Theorem auf breiter Ebene als Allsatz akzeptiert worden, wahrscheinlich deshalb, weil es einer allgemeinen medizinischen Differenzierung zu entsprechen scheint – derjenigen zwischen symptomatischer und kausaler Therapie.

Das Theorem vom Symptomwandel wurde zum Gegenstand heftiger Auseinandersetzungen, als die Verhaltenstherapeuten von ersten Erfolgen berichteten, und wenig später, daß sie mit ihren symptomzentrierten Verhaltensmodifikationen nicht nur keinen Symptomwandel, sondern meist einen allgemeinen Gewinn an Selbstsicherheit und Lebensfreude erzielten.

Das gilt offenbar sogar für eine schlichte und repressive Methode der Enuresisbehandlung, bei der der Enuretiker auf einem Metallgitter schläft; die ersten Tropfen nächtlichen Urins schließen einen Stromkreis, der einen lauten Wecker aktiviert. Der Enuretiker ist instruiert, sofort aufzustehen und die Toilette aufzusuchen (Lovibond 1964, Schröder 1968).

Eysenck prägte das Gegentheorem (1960, S. 5): Es gibt keine Neurose, welche dem Symptom zugrunde liegt, sondern nur das Symptom selber. „Macht das Symptom weg, und Ihr habt die Neurose eliminiert." Daß es ganz so einfach nicht sein kann, zeigten die Mißerfolge bei der Apomorphin- oder Antabusvergällungsbehandlung des Alkoholismus, obwohl diese Vergällungsbehandlung hinsichtlich ihres Grundprinzips sich nicht von der oben erwähnten Enuresisbehandlung unterscheidet.

Ferner zeigt die Medizin, daß es beides gibt: Ein Furunkel kann die Krankheit selbst sein oder auch ein Symptom für etwas Dahinterliegendes, z. B. einen Diabetes.

Ich möchte hier nur 3 Aspekte herausheben:

1) die Effekte der psychischen Entlastung durch Symptombesserung, insbesondere wenn dies als persönlicher Erfolg erlebt werden kann;
2) die vielleicht fehlerhafte Extrapolierung innerhalb der Psychoanalyse vom Bildungsmechanismus von „Symptom" auf denjenigen von „Hemmung";
3) „Symptompersistenz", gedacht als „natürliche" oder „naturgegebene" Beharrungstendenz von Symptomen.

Es gibt mittlerweile sehr viele Hinweise, daß auch der Erfolg einer Behandlung mitentscheidet, ob es zum Symptomwandel im psychosozialen Bereich kommt. Lassen Sie mich das an einem Beispiel aus der Verhaltenstherapie der Obesitas illustrieren.

Im Rahmen einer Untersuchung wurden Patienten, die eine Reduktionsdiät durchführten, danach unterteilt, ob sie dabei viel, mäßig oder kaum an Gewicht abnahmen.

An psychosozialen Variablen wurde mittels Fragebögen Neurotizismus[1] und Extraversion[1] erhoben, und zwar zu Beginn, in der Mitte und gegen Ende der Abmagerungskur.

Es ergab sich, daß die Punktsummenmittelwerte für Neurotizismus während der

---

[1] Mit dem Eysenck-Persönlichkeitsinventar, EPI

erfolgreichen Behandlung deutlich und bei der mäßig erfolgreichen gering abfielen, aber bei der relativ erfolglosen Kur anstiegen.

Bei den Extraversionsmittelwerten finden wir einen umgekehrten Verlauf; einen – allerdings gleich starken – Anstieg für die gut und mittelmäßig abnehmenden Patienten und einen Abfall für die Erfolglosen. Extraversion ist ein Maß für Geselligkeit und Initiative.

Wie immer bei statistischen Assoziierungen gibt es mehrere Erklärungen, z. B. könnten psychische Veränderungen, die sich in Neurotizismusanstieg und Extraversionsabfall abbilden, verhindern, daß die Betroffenen das Fasten durchhalten können. Allerdings spricht der Zeitverlauf der Veränderungen gegen diese Erklärung, denn sie wäre kompatibler mit einem hohen steilen Anstieg, welcher – gemildert – auch bei der mittleren Gruppe zu finden sein müßte. Somit ist wahrscheinlicher, daß eine andere Erklärung zutrifft: „Nothing succeeds like success" – Nichts hat so viel Erfolg wie der Erfolg.

Etwas wissenschaftlicher formuliert: Symptombesserung führt zu assoziierten Besserungen im psychosozialen Bereich.

Ich vermute, daß wir Psychoanalytiker über unserem Stolz auf die Entdeckung des primären und sekundären Krankheitsgewinns übersehen haben, daß es auch einen Krankheitsverlust gibt. Der Enuretiker, der Übergewichtige, der Impotente ist invalidiert im ganzen Sinn dieses Wortes: behindert, geschwächt und entwertet.

Auf welche Weise auch immer sein Symptom schwindet, er fühlt sich erleichtert, sicherer, normaler, besonders aber dann – und das ist in Verhaltenstherapien häufig der Fall – wenn er sich diesen Erfolg teilweise als eigene Leistung zuschreiben kann.

Zu beachten ist, daß ein gescheiterter Behandlungsversuch nicht nur das Symptom unverändert läßt, sondern in gewissen Fällen zu zusätzlicher psychosozialer Symptomatik führt.

Ferner wurde übersehen, daß die Psychoanalyse schon bei Freud neben der Impuls-Abwehr-Kompromißbildung 2 weitere Symptombildungsmechanismen kennt. Der eine ist der aktual-neurotische, den sich Freud als sexualhormontoxisch für die Auslösung von neurasthenischen, hypochondrischen oder angstneurotischen Symptomen dachte. Diese Betrachtungsweise ist falsch und veraltet. Den anderen beschrieb er als „Hemmung" im Gegensatz zu Symptom (Freud 1926), ohne ihn sehr präzise auszuführen. Symptome sind produktiv, sind ein Mehr, „Hemmungen" sind ein Defizit, eine „einfache Herabsetzung" (aber auch Steigerung, S. 115) einer Funktion, wie z. B. psychische Impotenz oder Appetitveränderungen. Es handelt sich um „Funktionseinschränkungen des Ichs" (S. 116) zur Angstverminderung oder als Selbstbestrafung. Im übrigen behandelt diese Arbeit zu 90% die beiden anderen Titelbegriffe: Symptom und Angst.

Es ist denkbar, daß für „Hemmungen" das Theorem vom Symptomwandel nicht gilt, und daß die Enuresis und/oder die Obesitas zu dieser Gruppe gehört.

Als weiteren Faktor nennen wir die Persistenz der Grundkrankheit.

Cremerius (1968) hat an Patienten gezeigt, daß die Langzeitverläufe (9–11 Jahre) von funktionellen Störungen höchst unterschiedlich sind. Um nur 2 Extreme zu kontrastieren: Beim funktionellen Magensyndrom fanden sich nur 3% Heilungen und 70% Syndrompersistenz und kein Syndromwandel in Psychoneurose. Dagegen fand sich beim nervösen Atmungssyndrom 25% Heilung und nur 24% Syndrompersistenz, aber dafür 36% Übergang zu Psychoneurosen (s. Cremerius 1968, Tabelle 6, S. 65).

Dieser Überblick über ganz wenige der einschlägigen Befunde sollte belegen, daß das Theorem von der Symptomverlagerung kein Allsatz, sondern ein Existenzsatz ist. Es gibt Symptomverlagerung – aber die empirische Frage ist: bei welchen Krankheiten, nach welchen Ereignissen, nach welchen Eingriffen mit welcher Symptombesserung, in welche Richtung?

Das ist eine interdisziplinär zu beantwortende Frage, ganz besonders im vorliegenden Fall, wo die Grundkrankheiten als Somatopsychosomatosen bereits multifaktoriell sind und wo eine chirurgische Therapie – je nach Ausgangslage – sehr unterschiedliche Erfolge erzielen kann.

Literatur

Cremerius J (1968) Die Prognose funktioneller Syndrome. Enke, Stuttgart
Engel GJ (1970) Psychisches Verhalten in Gesundheit und Krankheit. Huber, Bern Stuttgart Wien
Eysenck HJ (1960) Behavior therapy and the neuroses. Pergamon, Oxford London New York Paris
Freud S (1926) Hemmung, Symptom und Angst (GW 14, S 113–205)
Lovibond SH (1964) Conditioning and enuresis. Pergamon, Oxford
Schröder G (1968) Wirksamkeit verschiedener Behandlungsmethoden der Enuresis nocturna unter besonderer Berücksichtigung der Konditionierungsbehandlung. Monatsschr Kinderheilkd 116: 53–58
Weiss E, English OS (1949) Psychosomatic medicine. Saunders, Philadelphia

Zur Frage der Symptomverlagerung
bei und nach chirurgischer und internistischer Therapie
chronisch gastroenterologisch Kranker

W. Wesiack, W. Söllner und B. Wurm

Die Frage, ob Krankheit ein lokalisierbares Geschehen ist oder den ganzen Menschen befällt, taucht bereits am Beginn der abendländischen wissenschaftlichen Medizin im Streit der antiken Ärzteschulen von Kos und Knidos auf und ist bis zum heutigen Tag nicht gelöst. Verschärft wurde der Streit durch die Krankheitslehre der Psychoanalyse und der psychosomatischen Medizin, die von der Annahme ausgehen, daß hinter vielen Erkrankungen ein „ungelöster Grundkonflikt" bzw. eine „Grundstörung" im Sinne von Balint (1970) nachgewiesen werden kann.

Ärztliche Alltagserfahrung lehrt uns, daß wir immer dann überzeugend und schnell helfen können, wenn es uns gelingt, am akuten Krankheitsbeginn die Störquelle bzw. Noxe eindeutig zu identifizieren. Wir können sie dann im Idealfall eliminieren wie z. B. eingedrungene Krankheitserreger oder eine akut entzündete Appendix bzw. den Schaden reparieren wie bei der Wundversorgung in der Traumatologie und können dann den Heilungsvorgang der „Natur", d. h. den Selbstheilungskräften des Organismus überlassen. Dabei benötigen wir aber bereits den ganzen Menschen, um wirklich Heilung zu erzielen.

Bei chronischen Erkrankungen sind die Verhältnisse viel komplizierter. Wodurch auch die chronische Erkrankung ausgelöst oder hervorgerufen sein mag, immer ist der Gesamtorganismus in Mitleidenschaft gezogen.

Von der Lokalisierbarkeit und Eliminierbarkeit mancher Krankheitsnoxen geht solche Faszinationskraft aus, daß viele Ärzte und Theoretiker glaubten – der Höhepunkt dieses Glaubens dürfte um die Jahrhundertwende bzw. in den ersten Jahrzehnten unseres Jahrhunderts zu suchen sein – daß es nur eine Frage der Zeit und der richtig eingesetzten Forschungsbemühungen sei, bis alle physikalisch-chemischen Vorgänge des gesunden und kranken Organismus erkannt und damit auch alle Krankheitsnoxen eindeutig identifiziert seien.

Wir können diesen wissenschaftlichen Optimismus heute nicht mehr uneingeschränkt teilen; zu vieles spricht dagegen. Hier will ich mich auf die Gesichtspunkte beschränken, die uns Theorie und Praxis der psychosomatischen Medizin nahelegen.

Freud (1952) und in seiner Nachfolge v. a. R. Spitz (1980), M. Mahler (1979) u. a. konnten zeigen, daß die Konstitution und damit die Krankheitsanfälligkeit eines Menschen nicht nur durch die Gene determiniert ist, sondern durch die psychosozialen Einflüsse der ersten Lebensmonate und Jahre mitgeprägt wird. Diese Erkenntnisse der psychoanalytisch beeinflußten Entwicklungspsychologie werden noch gestützt durch die Forschung des Biologen A. Portmann (1962), der überzeugend nachweisen konnte, daß der Mensch eine „physiologische Frühgeburt" ist, d. h., daß er eigentlich nur die 1. Hälfte seiner uterinen Entwicklung im Mutterleib durchläuft und die 2. Hälfte im von Portmann so genannten „extrauterinen Frühjahr" im „Sozialuterus". Erst gegen Ende des 1. Lebensjahres beherrscht das Kleinkind die Körperfunktionen, über die Neugeborene höherer Säugetiere schon bei der Geburt oder kurz danach verfügen.

Entwicklungspsychologie und Entwicklungsbiologie zeigen uns übereinstimmend, wie bei uns Menschen genetische Determinanten und psychosoziale Einflüsse des 1. Lebensjahres untrennbar miteinander verwoben sind und die Konstitution und damit die spätere Krankheitsanfälligkeit prägen. Balint (1970) nannte diese früh erworbene Krankheitsanfälligkeit „Grundstörung".

Besonders eindrucksvoll können wir diese „Grundstörung" bei gastroenterologischen Erkrankungen beobachten, wo die Lebensvollzüge der Nahrungsaufnahme und der Elimination der Schlacken, also „orale" und „anale" Verhaltensweisen, im Zentrum des Krankheitsgeschehens stehen.

Dazu ein *Fallbeispiel:*

Der bei Beobachtungsbeginn 44jährige Patient klagte damals über depressive Verstimmungen und Oberbauchbeschwerden, die in wechselnder Stärke seit über 10 Jahren bestünden. Ärztlicherseits seien mehrmals Zwölffingerdarmgeschwüre festgestellt worden. Die internistische Untersuchung ergibt einen narbig deformierten Bulbus duodeni mit einem frischen Ulkusschub. In psychischer Hinsicht ist eine depressive Grundstimmung nicht zu übersehen. Der Patient ist in kinderloser Ehe mit einer 2 Jahre älteren Frau verheiratet, mußte kurz zuvor wegen Unrentabilität seinen bisherigen Betrieb liquidieren und war damals im Begriff, sich mit seiner Frau eine neue Existenz aufzubauen.

In den nächsten 1½ Jahren erfolgen noch mehrere Ulkusschübe, die mit der üblichen internistischen Behandlung zunächst jeweils relativ rasch abklingen, bis dann ein therapieresistenter, von pankreatischen Erscheinungen begleiteter Krankheitsschub zunächst zur konservativen stationären Behandlung, und da diese keine Besserung bringt, zur Resektion eines ins Pankreas penetrierenden chronischen Ulcus duodeni führt.

Im Anschluß an die Operation erholt sich der Patient „prächtig", nimmt an Gewicht zu, ist von seiten des Magens nahezu beschwerdefrei und bedauert lediglich, daß er sich nicht schon viel früher habe operieren lassen.

In den folgenden 6 Jahren erscheint der Patient nicht mehr zur Behandlung, sondern nur noch vereinzelt zu kurzen Nachuntersuchungen, insbesondere dann, wenn er irgendwelche Bescheinigungen, etwa fürs Finanzamt oder aber fürs Gericht wegen Verwicklung in Verkehrsunfälle benötigt. Bei diesen relativ kurzen und seltenen Kontakten mit dem Patienten fällt auf, daß er zu trinken begonnen hat und Anzeichen einer alkoholischen Leberschädigung aufweist. Für eine geregelte Behandlung ist er jedoch nicht zu gewinnen. Eines Tages erscheint die verzweifelte Ehefrau und berichtet, daß der Patient Alkoholiker geworden sei, wegen eines erneuten Verkehrsunfalles zum 3. Mal den Führerschein entzogen bekommen habe, gelegentlich deliriumartige Zustände bekomme und inzwischen das wiederaufgebaute und florierende Geschäft gefährde.

Phänomene der Symptom- und Syndromverschiebung können wir bei gastroenterologischen Erkrankungen immer wieder beobachten. Sie legen uns den Gedanken nahe, daß bei vielen gastroenterologischen Erkrankungen die Krankheitssymptomatik der Ausdruck einer sehr früh erworbenen „Grundstörung" im Sinne von Balint (1970) ist, so auch in unserem Fallbeispiel, wo erst nach der operativen Entfernung des chronisch deformierten Bulbus duodeni und der „prächtigen" körperlichen Erholung des Patienten seine Suchtproblematik mit allen verheerenden Folgen ungehemmt zum Ausbruch kam.

Obwohl Beobachtungen wie der eben geschilderte Fallbericht relativ häufig gemacht werden können, fanden wir in der Literatur zu unserer Überraschung verhältnismäßig wenig fundierte Studien zu dieser Thematik. Wir führen das darauf zurück, daß Chirurgen und Internisten, die in erster Linie diese Erkrankungen behandeln, psychosozialen Gesichtspunkten kaum Aufmerksamkeit schenken und begreiflicherweise auch kein besonderes Interesse daran haben, ihre zunächst erzielten therapeutischen Erfolge zu relativieren oder gar in Frage zu stellen, und daß andererseits Psychotherapeuten und Psychosomatiker in der Regel keinen unmittelbaren Zugang zu einer größeren Anzahl gastroenterologisch Kranker haben. Verwertbare Untersuchungen, die sich auf eine größere und damit statistisch relevante Anzahl von Patienten stützen können, konnten nur dort entstehen, wo Chirurgen und Internisten eng mit Psychotherapeuten und Psychosomatikern zusammenarbeiten, was auch heute noch die Ausnahme ist.

Nachfolgend möchten wir auf einige uns besonders bedeutsam erscheinende Arbeiten eingehen.

Auf das Phänomen der Symptomverlagerung bei vagotomierten Patienten wies Szasz (1949) bereits 1949 hin. 1953 stellten Browning u. Houseworth (1953) fest, daß bei den von ihnen untersuchten 30 gastrektomierten Patienten die Ulkussymptome zwar signifikant abnahmen, parallel dazu jedoch andere psychosomatische und psychoneurotische Symptome anstiegen. 1964 berichteten Thoroughman et al. (1964), daß sie bei ihren postoperativ durchgeführten Interviews feststellen konnten, daß sie bei 90% der Patienten, die wegen Blutungen, Perforationen oder Obstruktionen operiert wurden, ein gutes Operationsergebnis feststellen konnten. Bei jenen Patienten, die wegen eines therapieresistenten Ulcus duodeni operiert wurden, konnten sie jedoch nur bei 60% der Operierten zufriedenstellende Ergebnisse feststellen. Von Zauners (1967) 87 Patienten, die wegen Ulcus duodeni partiell gastrektomiert wurden, machte die Mehrzahl nach der Operation eine „negative psychische Entwicklung" z.T. mit Auftreten neuer Symptome und zwar v.a. von „Wirbelsäulensymptomen, zwangsneurotischen Organsyndromen und Sucht" durch.

Interessant sind auch einige neuere Untersuchungen: In einer epidemiologischen Studie bei der Inokuci et al. (1984) 3827 Personen erfaßt haben, die wegen einer Ulkuserkrankung im Mittel 16 Jahre vorher partiell gastrektomiert wurden, konnten die Autoren eine signifikante Häufung von Leberzirrhosen, Leberkarzinomen, Lungenkarzinomen und kolorektalen Karzinomen feststellen. Bemerkenswert ist auch ein signifikanter Anstieg der Mortalität durch Suizid bei Frauen.

Zu einem ähnlichen Resultat kamen Knop u. Fischer (1981). Von 1000 Patienten, die wegen Ulkus partiell gastrektomiert wurden, waren nach 21–29 Jahren 423 gestorben, wobei die Sterberate gegenüber der gleichaltrigen Normalbevölkerung signifikant erhöht war. Unter den Todesursachen waren gegenüber der Normalbevölkerung signifikant erhöht:

Leberzirrhosen infolge von Alkoholismus sowie Malignome der Lunge und des Urogenitaltraktes, die v.a. auf Nikotinabusus zurückgeführt wurden und wiederum eine deutlich erhöhte Suizidrate, diesmal bei Männern und bei Frauen.

Zu ähnlichen Ergebnissen kamen Krause (1963) und Westlund (1963) in Oslo und Viskum (1975) in Dänemark. Bei allen erwähnten Arbeiten handelt es sich um epidemiologische Studien über die Mortalitätsraten und ohne besondere Berücksichtigung psychosomatischer Gesichtspunkte. Der Alkohol- und Nikotinabusus sowie die deutlich erhöhte Suizidrate deuten jedoch auf eine tiefgehende Persönlichkeitsstörung hin.

Aagard et al. (1984) haben 94 Patienten vor und ein Jahr nach proximal-selektiver Vagotomie wegen Ulcus duodeni untersucht und festgestellt, daß v.a. bei jenen Patienten die Operationserfolge hinter den Erwartungen der Patienten zurückgeblieben waren, die bereits vor und nach der Operation über „ulkusspezifische" Symptome wie v.a. starke Kopfschmerzen, starken Schwindel und Depressionen geklagt hatten.

Sjödin (1983) berichtet über 2 Gruppen von Ulkuspatienten – 50 bzw. 53 Patienten. Beide Gruppen erhielten die übliche medizinische, also nichtoperative Behandlung. Die 2. Gruppe erhielt jedoch zusätzlich eine Psychotherapie von insgesamt 20 Sitzungen, die in wöchentlichen Abständen erfolgten. Die Psychotherapiegruppe zeigte deutlich bessere Ergebnisse: insgesamt verbesserten sich 42% in der Therapiegruppe gegen 28% in der Kontrollgruppe. Die Fähigkeit, mit Problemen fertigzuwerden, besserte sich bei 58% der Psychotherapiegruppe gegen 28% der Kontrollgruppe. Die soeben referierten Arbeiten von Aagard und Sjödin stützen ebenfalls die These, daß eine Beziehung zwischen Ulkuskrankheit und Persönlichkeitsstörung besteht.

Zum Abschluß dieser Literaturübersicht möchte ich noch die Arbeiten von Möhlen et al. (1982) erwähnen, weil diese Autoren in einer Vierjahreskatamnese bei 42 Patienten, die wegen Ulkuskrankheit vagotomiert wurden, sehr eingehend somatische, psychische und soziale Gesichtspunkte berücksichtigt haben.

Folgende Untersuchungsmethoden wurden angewendet:

Psychosomatik:
    halbstrukturiertes Interview,
    Gießen-Test-Fremdbild (GT-F),
    Gießen-Test-Selbstbild (GT-S),
    Gießener Beschwerdebogen (GBB);
Chirurgie:
    Säurereduktionstest (Pentagastrin),
    Röntgen (Magen-Darm-Passage),
    Gastroskopie,
    Cholezystographie,
    Visick-Beurteilung Chirurg,
    Visick-Beurteilung Patient.

Bei der Beurteilung des Operationserfolgs neigten die Chirurgen in stärkerem Maße als die Patienten dazu, das Operationsresultat als günstig zu beurteilen. Eines der interessantesten chirurgischen Ergebnisse ist, daß bei diesem Patientenkollektiv kein signifikanter Zusammenhang zwischen Säureresektion und Rezidivulkusbildung, zwischen Säureresektion und subjektiver Einschätzung des Operationserfolgs und auch nicht zwischen Säureresektion und sozialen oder psychischen Parametern gefunden wurde.

Erwähnenswert in diesem Zusammenhang ist, daß Patienten, denen die Operation bezüglich ihrer Magenbeschwerden helfen konnte, sich auch insgesamt gesünder fühlten. Das heißt auch, daß dort, wo die Operation als Hilfe versagte, es zu einer verstärkten Ausbildung anderer Beschwerden kam.

Ein weiteres zentrales Ergebnis der Untersuchung ist die *große Bedeutung des Berufes* für den Ulkuskranken. Insgesamt zeigten sich – die sozialen Beziehungen der Patienten betreffend – vergleichsweise viel Bewegung und Umschichtung. Auffällig ist die relativ gleichbleibende psychische Situation vor und nach der Operation. Die Ergebnisse der Untersuchung machten nach Ansicht der Autoren deutlich, daß Syndrome, die sowohl somatisch als auch psychosozial verankert sind, nur über multifaktorielle Erklärungsansätze anzugehen sind.

Kehren wir nach dieser Literaturübersicht abschließend zu unserem Fallbeispiel zurück. Vieles spricht dafür, daß unser Patient an einer „Grundstörung" im Sinne Balints (1970) gelitten hat. Solange er Ulkuspatient war, blieb seine psychische Symptomatik, von gelegentlichen depressiven Verstimmungen abgesehen, recht gut kompensiert. Nach der Magenresektion erholte sich der Patient zunächst „prächtig" und machte seinem Arzt Vorwürfe, daß er ihn nicht früher zur Operation geschickt habe. Dann aber dekompensierte er psychisch, wurde Alkoholiker und richtete sich und seine Frau zugrunde.

Was können wir aus dieser Krankengeschichte, die durchaus typisch ist, lernen?

1) Zur Betreuung eines Patienten mit Magen-Darm-Symptomatik gehören nicht nur gründliche körperliche Untersuchung und Behandlung, sondern ebenso das Erfassen der Psychodynamik und des psychosozialen Umfelds.
2) Die Medikation zur Operation sollte sehr sorgfältig überlegt und gestellt werden. Wer einen Patienten ohne vorherige Abklärung der Psychodynamik und der psychosozialen Situation zur Operation überweist oder operiert, nimmt in Kauf, daß Patient und Arzt unliebsame Überraschungen erleben, und das Behandlungsresultat weit hinter den Möglichkeiten zurückbleibt.
3) Eine zunächst gute Erholung des Patienten garantiert noch keineswegs ein gutes Dauerresultat. Um die medikamentösen und chirurgischen Therapien optimal zur Wirkung zu bringen, sollten sie stets von psychotherapeutisch-psychosomatischen Bemühungen begleitet sein. Die Intensität dieser Bemühungen wird von Fall zu Fall unterschiedliche Ausmaße annehmen müssen.
4) Das Fehlen einer qualifizierten psychotherapeutischen Betreuung unseres Patienten muß nach unserem heutigen Wissensstand als Kunstfehler angesehen werden. Als Kunstfehler allerdings, der infolge unzureichender psychosomatischer Ausbildung der Ärzte, starke Widerstände dieser Patienten gegen qualifizierte Psychotherapie und ein fehlerhaftes, ja geradezu perverses Sozialversicherungs- und Krankenversorgungssystem heute noch an der Tagesordnung ist.

Literatur

Aagard J, Amdrup E, Sörensen FH (1984) A predictor analysis of patient's assessment of outcome after operation for duodenal ulcer. Scand J Soc Med 12: 83–90
Balint M (1970) Therapeutische Aspekte der Repression. Klett, Stuttgart
Browning JS, Houseworth JH (1953) Development of new systems following medical and surgical treatment for duodenal ulcer. Psychosom Med 15: 328–336
Freud S (1952–1968) Gesammelte Werke. Fischer, London Frankfurt am Main

Inokuci K, Tokudome S, Ikeda M, Kuratsune M, Ichimiya H, Kaibara N, Ikejimi T, Oka N (1984) Mortality from carcinoma after partial gastrectomy. Gann 75: 598-594
Knop J, Fischer A (1981) Duodenal ulcer, suicide, psychopathology and alcoholism. Acta Psychiatr Scand 63: 346-355
Krause U (1963) Long term results of medical and surgical treatment of peptic ulcer. Acta Chir Scand [Suppl] 310
Mahler MS (1979) Symbiose und Individuation. Band 1: Psychosen im frühen Kindesalter. Klett, Stuttgart
Möhlen, K, Brähler E, Rohde H, Overbeck A (1982) Zur Psychosomatik des operierten Ulkuskranken - eine 4-Jahres-Katamnese. Psychother Psychosom Med Psychol 32: 19-26
Portmann A (1962) Zoologie und das neue Bild vom Menschen. Rowohlt, Hamburg
Sjödin J (1983) Psychotherapy in peptic ulcer disease. Acta Psychiatr Scand [Suppl] 307
Spitz R (1980) Vom Säugling zum Kleinkind. Klett-Cotta, Stuttgart
Szasz TS (1949) Psychiatric aspects of vagotomy. A psychiatric study of vagotomized ulcer patients with comments on prognosis. Psychosom Med 11: 187-199
Thoroughman SC, Pascal GR, Jenkins WO, Crutcher JC, Peoples LC (1964) Psychological factors predective of surgical success in patients with intractable duodenal ulcer. Psychosom Med 26: 618-624
Viskum K (1975) Ulcer, attempted suicide and suicide. Acta Psychiatr Scand 51: 221-227
Westlund K (1963) Mortality of peptic ulcer patients. Acta Med Scand [Suppl] 402
Zauner J (1967) Beitrag zur Psychosomatik des operierten Ulkuskranken. Psychosom Med Psychoanal 13: 24-30

Weiterführende Literatur

Bräutigam W (1973) Psychosomatische Medizin. Thieme, Stuttgart
Cooke WT, Mallas E, Prior P, Allan RW (1980) Crohn's disease: course, treatment and long term prognosis. Q J Med (New Series XLIX) 195: 363-384
Cremerius J (1968) Die Prognose funktioneller Syndrome. Springer, Berlin Heidelberg New York
Klußmann R (1985) Entzündliche Darmerkrankungen aus organischer und psychosomatischer Sicht. Zbl Chirurgie 110: 32-39
Meyers S, Walfish JS, Sachar DB, Greenstein AJ, Hill AG, Janowitz HD (1980) Quality of life after surgery for Crohn's disease. Gastroenterology 78: 1-6
Möhlen K, Brähler E (1984) Beschwerdebild und Selbstkonzept von Patienten mit Ulcus duodeni vor und 4 Jahre nach einer Operation. Psychosom Med 30: 150-163
Puchalski Z, Barham O (1985) Angst als Zustand und Angst als Persönlichkeitseigenschaft bei Kranken mit Erkrankungen der Bauchhöhlenorgane vor und nach der Operation. Zbl Chirurgie 110: 26-31
Rohrmeier F (1982) Langzeiterfolge psychosomatischer Therapien. Springer, Berlin Heidelberg New York
Svedlund J, Sjödin J, Ottosson JO, Dotelvall G (1983) Controlled study of psychotherapy irritable bowel syndrom. Lancet 1: 589-591
Uexküll T von (1981) Psychosomatische Medizin. Urban & Schwarzenberg, München
Weiner H (1977) Peptic ulcer. In: Weiner H (ed) Psychobiology and human disease. Elsevier, New York, pp 29-101
Wengle HP, Merz J, Buchmann P, Studer M (1985) Prä- und postoperative Befindlichkeit in der Selbstbeurteilung von 3 Gruppen chirurgischer Patienten. Chirurg 56: 327-331

Probleme der psychosomatischen Diagnostik im Hinblick auf eine Symptomverlagerung

M. Ermann, H. Freyberger, R. Klußmann, G. Overbeck und R. Winkler

1) Die Beispiele für einen Symptomwandel sind zahllos:

- bei Auftreten eines Asthma bronchiale verschwindet bei Kindern eine Neurodermitis,
- psychotische Phasen bei Remissionen einer Colitis ulcerosa,
- Migräne verschwindet bei akuten Erkrankungen usw.

2) Symptomwandel ist möglich durch

- Medikamente (Kortison),
- Folgeerkrankungen mit operativ-instrumentell versehentlichen oder notwendigen anatomischen Veränderungen,
- körperliche Schwächezustände (z. B. Anämie) als Nachfolge einer gravierenden, auszehrenden Erkrankung usw.

3) Probleme der Diagnose eines Symptomwandels sind:

- Soll der objektive oder der subjektive Befund zählen (z. B. objektiv unzureichende Säurereduktion nach Vagotomie, subjektiv jedoch gutes Operationsergebnis mit Beschwerdeminderung)?
- Syndromwandel kann nicht statistisch, sondern nur individuell im Rahmen einer erweiterten Anamnese gestellt werden.
- Nicht alle post operationem aufgetretenen Symptome sind als Symptomwandel zu bezeichnen.

4) Die Diagnose einer psychosomatischen Symptomverlagerung setzt voraus, daß

- die körperliche, die seelische und die soziale Ebene einbezogen wird,
- die neuen Beschwerden in einem spezifisch psychodynamischen Zusammenhang zur alten Krankheit bzw. zu Konflikten stehen,
- die Vorerkrankung wesentlich psychogen (mit)bedingt ist bzw. war,
- die Vorerkrankung verschwunden ist – aus welchem Grund auch immer,
- die Symptomatik nach einem Intervall von meist 3–6 Monaten auftritt,
- sich wesentliche Elemente der Persönlichkeitsgrundstruktur im neu entstandenen Krankheitsbild wiederfinden.

5) Im psychosomatischen Bereich muß die Diagnostik hinsichtlich einer - psychogen (mit)bedingten - Symptomverlagerung ebenso ablaufen wie bei der Diagnostik in der Psychosomatik überhaupt:

- gründliche organische (anamnestisch-klinische, körperliche, labortechnische, apparative) Untersuchung,
- Verdeutlichung der aktuellen Lebenssituation und der Lebensbezüge insbesondere vor Ausbruch der Symptomatik,
- Bild der Persönlichkeit und Nachzeichnen der frühkindlichen Entwicklung,
- Verbindung von äußerer Lebens- und innerer Erlebenssituation hinsichtlich der Frage von Groddeck: „Warum erkrankt *dieser* Mensch in *dieser* Situation an *diesem* Organ?"

6) Erklärungsversuche der Symptomverlagerung im psychosomatischen Bereich sind:

- *physiologisch:* vermehrt auftretende Adrenalinproduktion, die z.B. ein Asthma bronchiale unterdrücken kann;
- *lerntheoretisch:* der Organismus hält zahlreiche Antwortmuster bereit, die sich - im Sinne von Anpassungsversuchen - gegenseitig ersetzen;
- *psychoanalytisch:* vom Unbewußten gesteuerte „Organwahl" verstanden als Wechsel im symbolischen Ausdrucksvermögen des Organismus (z.B. Konversionssymptome der Hysterie), bei der das Symptom eine kommunikative Bedeutung und Funktion hat.

7) Beispiele für Syndromsuppression sind:

- Postbeamte erkranken erst *nach* der Überlastung durch das Weihnachtsgeschäft,
- Erkrankungsrate der Holländer ging nach Einmarsch der deutschen Truppen 1940 signifikant zurück (Groen et al. 1957),
- ähnliche Beobachtungen in Gefangenschaft und Konzentrationslagern (Groen et al. 1957),
- Hinweis auf „Spontanheilungen" kindlicher Neurosen.

Literatur

Beck D (1973) Psychodynamische Aspekte des Symptomwandels. Psychother Psychosom Med Psychol 23: 108–115

Groen J, Bastiaans J, van der Falk JM (1957) Psychosomatic aspects of syndrome shift and syndrome suppression. In: Booij I (ed) Psychosomatics. Elsevier, Amsterdam, pp 33–61

Moersch E (1978) Sozialpsychologische Reflexionen zum Symptomwandel psychischer Störungen. Psyche 32: 403–419

Möhlen K, Brähler E, Rohde H, Overbeck G (1982) Zur Psychosomatik des operierten Ulcus-Kranken - eine 4-Jahres-Katamnese. Psychother Psychosom Med Psychol 32: 19–26

Spiegelberg O (1966) Zur Psychosomatik des Syndrom-Wandels. Psychother Psychosom Med Psychol 16: 1–13

(Siehe auch Beitrag Overbeck in diesem Buch, S.52ff.)

TEIL II. Magen

Die prä- und postoperative Situation des magenkranken Patienten aus internistischer Sicht

H. Huchzermeyer und H. J. Meyer

Die präoperative Situation des Magenkranken

Ulkuskrankheit

Die Kenntnisse der Epidemiologie, Genetik und Pathogenese des gastroduodenalen Ulkus sind noch lückenhaft. Folgt man der Gleichgewichtstheorie, so entsteht ein Ulkus immer dann, wenn es zu einem Mißverhältnis zwischen aggressiven (Säure, Pepsin, Gallensäuren, exogene Noxen) und protektiven Faktoren (Durchblutung, Magenschleim, Zellintegrität, Zellerneuerung) kommt. Beim Ulcus duodeni steht dabei das Überwiegen der Säure- und Pepsinaktivität, beim Ulcus ventriculi mehr eine Beeinträchtigung der Defensivmechanismen pathogenetisch im Vordergrund. Genetische Faktoren dürften ebenfalls ätiologisch Einfluß nehmen. So läßt sich bei einem Teil der Ulkuskranken eine familiäre Disposition nachweisen, und so haben Träger der Blutgruppe 0, der HLA-Antigene B 5, B 12, BW 15 und ein Non-secretor-Status eine Prädisposition für das Ulcus duodeni. Alter, Geschlecht, Rasse, Klima, Jahreszeit, sozialer Status, Beruf, Ernährungs- und Genußmittelgewohnheiten sind epidemiologische Einflüsse, die ebenfalls auf Häufigkeit und Verlauf der Ulkuskrankheit einwirken. Die Hypothese, daß es sich bei der Ulkuskrankheit um eine klassisch psychosomatische Krankheit handele, konnte in wissenschaftlichen Studien bisher nicht belegt werden.

In der Bundesrepublik Deutschland erkranken an einem peptischen gastroduodenalen Ulkus jährlich ca. 800000 Menschen. Männer sind doppelt so häufig betroffen wie Frauen, das Ulcus duodeni ist doppelt so häufig wie das Ulcus ventriculi. Obwohl das peptische Ulkus sich in jedem Lebensalter manifestieren kann, ist es überwiegend eine Erkrankung des höheren Lebensalters mit der größten Inzidenz zwischen dem 35. und 55. Lebensjahr. Nur bei 10–20% der Patienten handelt es sich um eine einmalige Erkrankung, bei allen anderen rezidivieren die Ulzera.

Epidemiologische Untersuchungen in Westeuropa und USA zeigen, daß die Ulkushäufigkeit und damit auch die Zahl der Komplikationen und der Operationen in den letzten 2–3 Jahrzehnten abnimmt. Eine Senkung der Mortalität und ein Anstieg des mittleren Sterbealters ist gleichfalls damit verbunden. Die Interpretation dieses Abwärtstrends wird allerdings erschwert durch den sich aufpfropfenden Effekt potenter Ulkustherapeutika wie Cimetidin, das 1977 in die Therapie eingeführt wurde.

Als ein Charakteristikum der Ulkuserkrankung wird die große Selbstheilungstendenz angesehen. So liegt die Spontanheilungsrate des Ulcus duodeni nach 4 Wochen durchschnittlich zwischen 35–60%, die des Ulcus ventriculi zwischen 30 und 50%. Diese Selbstheilungstendenz zeigt jedoch nicht nur erhebliche individuelle, sondern auch geographische Unterschiede (die Zahlen variieren zwischen 20 und 80%), wobei die Gründe hierfür nicht bekannt sind. Hingewiesen sei in diesem Zusammenhang auf den positiven Effekt einer engeren ärztlichen Betreuung durch den Hausarzt.

Ein weiteres Charakteristikum der Ulkuskrankheit ist die Neigung zu Rezidiven, die in bis zu 90% der Fälle auftreten. Zwar kann die Ulkuskrankheit jederzeit sistieren, die Mehrzahl der Patienten weist jedoch einen langdauernden, rezidivierenden Verlauf über 10–15 Jahre und länger auf.

Das Alter des Patienten und die klinische Symptomatik bzw. die Komplikationen, die bei der Erstmanifestation zur Beobachtung kommen, bestimmen im wesentlichen die Häufigkeit von Komplikationen im Verlauf der Ulkuskrankheit. Besteht zum Zeitpunkt der Erstmanifestation eine ausgesprochen starke Symptomatik, steigt mit zunehmendem Alter das Risiko für das Auftreten einer Blutung bzw. einer Perforation. Beginnt die Ulkuskrankheit mit einer Blutung oder einer Perforation, ist in höherem Alter mit einer erhöhten Inzidenzrate einer weiteren Blutung bzw. Perforation zu rechnen [2, 9].

Systematische Studien der letzten Jahre haben gezeigt, daß ein typisches Beschwerdebild der peptischen Läsion im oberen Intestinum nicht existiert. Es wird über eine Vielzahl schwer definierbarer Symptome wie intermittierende oder persistierende, vorwiegend epigastrische Schmerzen geklagt, die Beziehungen zur Nahrungsaufnahme (Besserung, Verschlechterung) aufweisen und von sehr unter-

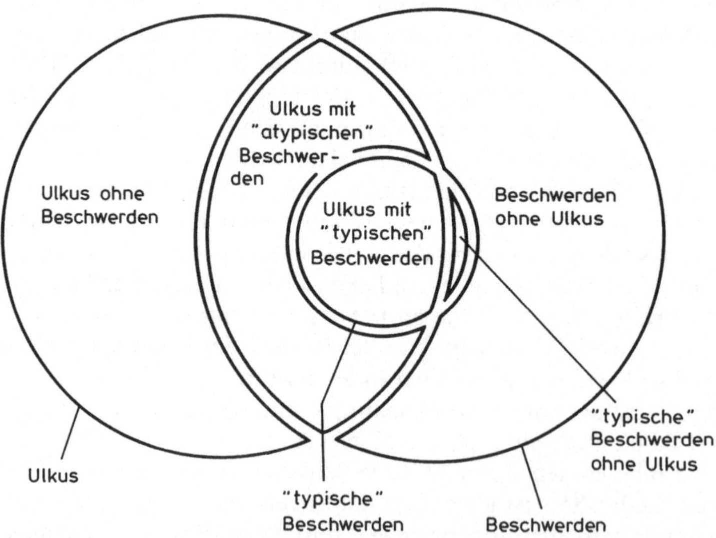

Abb. 1. Relative Häufigkeit von peptischen Ulzera mit typischen bzw. atypischen Beschwerden, von peptischen Ulzera ohne Beschwerden sowie von „ulkusartigen" Beschwerden ohne Ulkus. Die Ulzera mit „typischen" Beschwerden machen ⅓ der symptomatischen Ulzera und ¼ aller Ulzera aus. (Nach Müller-Lissner [18])

schiedlichem Charakter (bohrend, stechend, brennend, schneidend, ziehend, krampfartig, unbeschreibbar) sein können: Völlegefühl, Aufstoßen, Sodbrennen, Übelkeit, Erbrechen und Blähungen. Die gleichen dyspeptischen Symptome findet man auch bei Patienten, bei denen ein Ulkus ausgeschlossen wurde (Non-Ulkusdyspepsie), und schließlich können Ulzera ohne jede Symptomatik verlaufen (silent ulcers). Letzlich dürften symptomatische Ulzera, asymptomatische Ulzera und die funktionellen Störungen der „non ulcer dyspepsia" mit je ⅓ gleich häufig sein (Abb. 1). Abheilung des Ulkus heißt nicht immer Beschwerdefreiheit, und umgekehrt können die Symptome verschwinden, trotz Fortbestehen des Ulkus. Der Ulkusschmerz wird sehr wahrscheinlich nicht durch Reizung des Geschwürgrundes durch die Säure ausgelöst, sondern durch eine gestörte Motilität (Spasmen) im oberen Intestinaltrakt [18].

In der Diagnostik der Ulkuskrankheit kommt heute die Endoskopie als primäres Verfahren zum Einsatz. Nur sie erlaubt zum einen die gezielte Gewebsentnahme aus klinisch relevanten Befunden und zum anderen eine gezielte Therapie, z. B. bei der Ulkusblutung. Die Indikation zur proximalen Intestinoskopie ist gegeben bei allen Patienten mit mehr als 2–3 Wochen bestehenden Oberbauchbeschwerden, mit anhaltendem Sodbrennen und mit akuter oberer Intestinalblutung.

Die große Heterogenität der Ulkuskrankheit macht verständlich, daß verschiedene therapeutische Möglichkeiten existieren und individuell unterschiedlich wirksam sein können. Das Ziel der Behandlung ist die Beseitigung der Symptome, die beschleunigte Heilung des Ulkus und die Vorbeugung von Komplikationen und Rezidiven. Die medikamentöse Ulkustherapie verfolgt dabei 2 Prinzipien: Hemmung aggressiver Faktoren und Unterstützung protektiver Faktoren.

Ulkustherapeutika

Verminderung aggressiver Faktoren
a) Neutralisation der gebildeten Säure,
   Antazida.
b) Hemmung der Säure- und Pepsinogensekretion,
   Histamin-H_2-Antagonisten (Cimetidin, Ranitidin, Famotidin),
   Anticholinergika (Pirenzepin),
   substituierte Benzimidazole (Omeprazol),
   Somatostatin, Sekretin,
   Prostaglandine (Misoprostol).
Unterstützung protektiver Faktoren
Kolloidales Wismut,
sulfatierte Disaccharide (Sucralfat),
Carbenoxolon,
Prostaglandine,
Sekretin.
Adjuvante Ulkustherapeutika
Motilitätsregulatoren (Metoclopramid, Bromoprid, Domperidon),
Psychopharmaka (Trimipramin, Tritiozin).

Bis heute war die Ausschaltung des aggressiven Faktors Säure für die Entwicklung von Ulkustherapeutika entscheidend. Jedoch besteht seit einiger Zeit vermehrt die Tendenz, Pharmaka auf ihre zytoprotektiven Eigenschaften hin zu überprüfen und evtl. therapeutisch nutzbar zu machen.

Unter der üblichen medikamentösen Therapie heilen nach 4 Wochen ca. 80% aller Ulzera ab. Eine verzögerte Heilung liegt vor, wenn nach 6–8 Wochen die Heilung noch nicht eingetreten ist, eine Therapieresistenz, wenn trotz 3monatiger Therapie das Ulkus immer noch nachzuweisen ist. Verzögerte und fehlende Abheilung galten bisher als Indikation zur operativen Intervention in Form von Resektion oder Vagotomie. Modifikationen der medikamentösen Therapie haben jedoch zwischenzeitlich neue Erkenntnisse ergeben, die zunächst ein weiteres konservatives Vorgehen empfehlenswert scheinen lassen.

Folgende Möglichkeiten stehen zur Verfügung:

1) Verlängerung der Therapie in gleicher Dosierung (bei Einsatz von H_2-Antagonisten z. B. weiterhin 800 mg Cimetidin/Tag),
2) Verlängerung der Therapie mit Dosiserhöhung,
3) Wechsel des H_2-Antagonisten (z. B. von Cimetidin auf Ranitidin oder Famotidin und umgekehrt),
4) Wechsel zu einem Medikament mit anderem Wirkungsmechanismus,
5) Wechsel von der Monotherapie zu einer Kombinationstherapie (z. B. zu Cimetidin plus Pirenzepin).

Führen diese Vorgehensweisen nach 6–8 Wochen nicht zur Abheilung, liegt eine echte Therapieresistenz vor. Sicherlich ist jetzt die Operation die dominierende Therapieform, zur Verfügung steht aber auch noch ein Therapieversuch durch Wechsel auf Omeprazol (40 mg/Tag), einem z. Z. in der klinischen Erprobung befindlichen, substituierten Benzimidazol, das die sekretorische Aktivität der Parietalzelle durch Hemmung der K^+-H^+-ATPase blockiert.

Als Operationsindikation galten bisher ebenfalls rasch rezidivierende Ulkusschübe (z. B. 3–4 Schübe innerhalb von 2 Jahren). Auch hier steht uns jetzt mit der medikamentösen Langzeitbehandlung eine wirksame Rezidivprophylaxe zur Verfügung. So liegt z. B. unter H_2-Antagonisten die durchschnittliche Rezidivquote bei 20%. Allerdings ist dieses Konzept der Langzeittherapie noch nicht allgemein akzeptiert, sind doch noch nicht alle in diesem Zusammenhang auftretenden Fragen beantwortet [8].

Offene Fragen bei medikamentöser Langzeitbehandlung

Welcher Patient ist potentieller Kandidat?
Wann Beginn der Langzeittherapie?
Patientencompliance?
Wie lange Langzeittherapie?
Welches Medikament?
Langzeitnebenwirkungen?
Kosten der Langzeittherapie?
Beeinflussung des natürlichen Krankheitsverlaufes?

Es steht außer Zweifel, daß die permanente Rezidivneigung die Lebensqualität des Ulkuskranken deutlich beeinträchtigt, und daß jedes Rezidiv das Risiko von schwerwiegenden Komplikationen wie Blutungen, Perforationen und Stenosen in sich birgt. Es ist aber auch evident, daß die medikamentöse Langzeittherapie die Lebensqualität bessert, die Operationsfrequenz und das Komplikationsrisiko senkt und schließlich auch direkte wie indirekte Kosten der Erkrankung mindert. Allerdings ist noch zu klären, welcher Patient Kandidat für eine Langzeitbehandlung ist, welche Faktoren die Rezidivneigung beeinflussen, wann die Langzeittherapie zu beginnen hat und wie lange sie durchgeführt werden sollte. So kann der Patient mit 2 und mehr kurz aufeinanderfolgenden Rezidiven in 1 Jahr, der sich durch die Symptomatik in seiner Gesundheit und Erwerbsfähigkeit bedroht sieht, durchaus über 2 oder 3 Jahre einer Langzeittherapie zugeführt werden, wobei nach Beendigung der Therapie die Rezidivgefährdung periodisch überprüft werden muß. Ein Problem dieser Therapieform ist die sicherlich nicht optimale Patientencompliance, die wesentlich von der Symptomatik bestimmt wird. Die chirurgische Behandlung steht bei diesem Vorgehen jederzeit zur Verfügung, speziell auch in den Fällen, in denen die rezidivierende Ulkuskrankheit sich unter der Langzeitbehandlung als therapieresistent erweist [3, 12].

Eine endgültige Bewertung der medikamentösen Dauerprophylaxe ist augenblicklich noch nicht möglich, da die Zeiträume in den bislang vorgelegten Studien zu kurz sind. Das Problem evtl. Langzeitnebenwirkungen der verschiedenen Pharmaka läßt sich verringern durch die intermittierende Gabe der Medikamente. Allerdings ist eine solche Therapieform nur für solche Patienten zu erwägen, die in größeren Zeitabständen ihre Ulkussymptomatik entwickeln. Im folgenden sind noch einmal alle Gesichtspunkte zusammengefaßt, die im Einzelfall bei der Entscheidung für und gegen medikamentöse bzw. operative Therapie zu berücksichtigen sind.

Argumente bei operativer Therapie der Ulkuskrankheit

Pro:

- Blutung, Perforation, Stenose (absolute Indikation),
- Versagen der medikamentösen Therapie,
- chronisch rezidivierende Ulzera,
- Rezidiv nach vorausgegangenen Komplikationen,
- starker Leidensdruck,
- postoperatives Rezidiv medikamentös Therapierbar,
- Dauererfolg,
- geringere Nebenwirkungen,
- geringere Komplikationen.

Kontra:

- Narkoserisiko,
- Operationsrisiko,
- Irreversibilität,
- Wundschmerzen,
- akute postoperative Komplikationen,
- stationäre Behandlung,
- Arbeitsunfähigkeit,
- Kosten,
- Rezidivulkus,
- chronische postoperative Syndrome,
- psychisches Operationstrauma,
- Operation als Bestätigung der Schwere des Leidens,
- Symptomverlagerung.

Argumente bei medikamentöser Therapie der Ulkuskrankheit

Pro: *Kontra:*
- benigne Erkrankung,   - unzureichende Wirksamkeit (Schmerzen, Rezidive),
- Reduktion von Komplikationen,   - Nebenwirkungen,
- Reduktion von Operationen,   - niedrige Compliance.
- ernste Begleiterkrankungen,
- Flexibilität, Reversibilität,
- geringere Nebenwirkungen,
- geringe Kosten,
- verbesserte Lebensqualität.

Als die klassischen, absoluten Indikationen zur Operation sind nach wie vor die Perforation, die konservativ nicht stillbare Blutung und der nicht ausgeräumte Malignitätsverdacht beim Ulcus ventriculi, gelegentlich aber auch die Stenose und der schwere Schmerz bei der Penetration anzusehen. Durch die Einführung effektiver Pharmaka für die Akuttherapie, für die Therapie verzögert heilender oder therapieresistenter Ulzera und für die Langzeittherapie (Rezidivprophylaxe) in Form der medikamentösen Dauerprophylaxe oder der intermittierenden Therapie sind die Grenzen zwischen operativen und konservativen Behandlungsmöglichkeiten in Bewegung geraten. Welche Therapieform nun im Einzelfall zum Einsatz kommt, muß individuell nach den vorliegenden Gegebenheiten entschieden werden. Das Ziel aller Strategien in der Ulkustherapie kann nur sein, diese Erkrankung mit möglichst geringem Risiko ohne unerwünschte Folgekrankheiten dauerhaft zu heilen.

Magenkarzinom

Unter den Magentumoren steht das Karzinom an 1. Stelle. Mit der Diagnose eines Karzinoms ist in der Regel die operative Intervention (subtotale oder totale Gastrektomie) gegeben, da die Ergebnisse von Chemo- oder Strahlentherapie bisher enttäuscht haben [17].

Die postoperative Prognose wird nicht von der Flächenausdehnung, sondern von der Tiefeninfiltration des Karzinoms bestimmt. Diese Erkenntnis führte zur Unterteilung der Karzinome in fortgeschrittene und Frühkarzinome. Während das fortgeschrittene Karzinom bereits die Muscularis propria infiltriert hat, ist das Frühkarzinom definiert als Karzinom der Mukosa oder von Mukosa und Submukosa ohne Berücksichtigung von Tumorausdehnung bzw. -lokalisation, histologischem Typ und Differenzierungsgrad sowie von etwaiger Lymphknotenmetastasierung.

Beim fortgeschrittenen Karzinom sind die operativen Behandlungsergebnisse weitgehend unverändert geblieben. Die Fünfjahresüberlebensraten liegen bei 10% und können nach kurativen Resektionen auf 30% gesteigert werden. Demgegenüber weist das Frühkarzinom mit Überlebensraten von 80–90% eine eindeutig günstigere Prognose auf [16]. Diese guten Ergebnisse ziehen die Forderung nach sich, Karzinome möglichst bereits im Frühstadium zu erkennen. Das Hauptgewicht muß also auf diagnostischem Gebiet liegen. Die Methode der Wahl - auch vor der Röntgenuntersuchung im Doppelkontrastverfahren - ist auch hier die Endoskopie mit obligater Biopsie. Die Kombination von histologischer und zytologischer Untersuchung ergibt dabei auf Grund eigener Erfahrungen eine Trefferquote von 98%. Die genaue Kenntnis der makroskopischen Wachstumsformen des fortgeschrittenen Karzinoms (Klassifikation nach Bormann) wie des Erscheinungsbildes der verschiedenen Grund- und Mischtypen des Frühkarzinoms (Klassifikation der Japanischen Gesellschaft für Gastrointestinale Endoskopie) muß daher ebenso gefordert werden wie das konsequente Biopsieren aller umschriebenen Schleimhautveränderungen. Besondere Bedeutung kommt hier der ulzerösen Läsion zu. Eine sichere makroskopische Differenzierung zwischen benignem Ulkus und exulzeriertem Karzinom ist nicht möglich. Etwa 5% der endoskopisch zunächst als benigne eingestuften Ulzera erweisen sich bei der histologischen Untersuchung als maligne und auch das Abheilen eines Ulkus ist kein sicherer Beweis für die Gutartigkeit. Ulzerierte Schleimhautkrebse können vorübergehend und zwar über Wochen und Monate abheilen. Zu fordern sind also multiple Biopsien (das gilt auch für die obligaten Kontrolluntersuchungen des abheilenden Magenulkus) nicht nur aus dem Randgebiet, sondern auch aus dem Ulkusgrund.

Von den vorgewölbten Typen I und II a des Frühkarzinoms müssen andere, vom Epithel ausgehende polypöse Erhabenheiten abgegrenzt werden: fokale Hyperplasie, hyperplasiogener und adenomatöser Polyp sowie „borderline lesion, protruded type". Von diesen polypoiden Läsionen sind jedoch nur das Adenom und die Borderlineläsion vom vorgewölbten Typ als Präkanzerosen, und zwar als Vorläufer des intestinalen Karzinoms anzusehen. Diese beiden Läsionen machen etwa 5% der epithelialen Magenpolypen aus und finden sich bevorzugt in höherem Alter. Die meist sessilen Adenome sitzen bevorzugt an den Grenzzonen, d. h. pylorus- oder kardianah, während die flach und breitbasig der Schleimhaut aufsitzenden Borderlineläsionen ubiquitär im Magen vorkommen. Adenom und Borderlineläsionen sollten endoskopisch durch Polypektomie abgetragen werden. Größere technische Schwierigkeiten können sich dabei v. a. bei der Borderlineläsionen ergeben, die sich gelegentlich nicht vollständig abtragen läßt. Beim Adenom sollte, speziell bei dem meist hohen Alter der Patienten, auf eine Nachresektion verzichtet werden. Das gleiche gilt für das Adenom mit karzinomatösen Strukturen wie auch für das polypöse Magenfrühkarzinom, wenn es sich um extreme Risikopatienten handelt. Hier muß das Operationsrisiko gegenüber dem Risiko, ein Rezidiv zu entwickeln bzw. Lymphknotenmetastasen zu belassen, abgewogen werden. Bei nicht möglicher bzw. unzureichender endoskopischer Abtragung der Borderlineläsion halten wir neben endoskopisch-bioptischen Verlaufskontrollen den Versuch angezeigt, die Läsion durch Laserlicht zu koagulieren. Im Zweifelsfall sollte – bei nicht zu hohem Risiko – auch hier operiert werden.

Wie beim Magenulkus fehlen auch beim Magenkarzinom pathognostische Symptome. Im eigenen Krankengut wiesen über 90% der Fälle mit primär fortgeschrittenem Karzinom, aber auch mit Karzinom im operierten Magen eine uncharakteristische Symptomatik auf. Im Vordergrund standen unterschiedliche Oberbauchbeschwerden wie Schmerzen im Epigastrium, Druck- und Völlgefühl sowie Abneigung gegen bestimmte Speisen. Weitere Hauptsymptome waren ein deutlicher Gewichtsverlust, Inappetenz, Erbrechen und obere Intestinalblutung. Eine symptomlose Anamnese war die Ausnahme (Abb. 2). Entgegen der allgemeinen Auffassung, daß Schleimhautprozesse keine Symptome verursachen können, läßt sich zeigen, daß auch das Magenfrühkarzinom in gleicher Häufigkeit wie das fortgeschrittene Karzinom eine ähnliche Symptomatik aufweisen kann (s. Abb. 2).

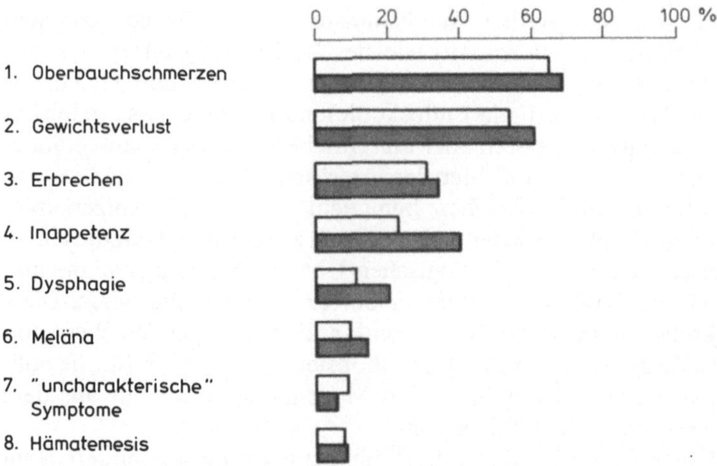

Abb. 2. Symptomatologie beim Karzinom im operierten Magen im Vergleich zum primär fortgeschrittenen und Magenfrühkarzinom. ☐ Karzinome im operierten Magen; ■ primär fortgeschrittene und Magenfrühkarzinome

Symptomatik bei Magenfrühkarzinomen (n = 95)

1) Beschwerden	*85*
– Schmerzen	67
nüchtern, postprandial,	
nahrungsunabhängig;	
– Oberbauchbeschwerden	73
Inappetenz, Übelkeit, Völlegefühl,	
Erbrechen, Aufstoßen, Sodbrennen;	
– Blutung	18
Hämatemesis, Meläna;	
– ausgeprägte Anämie;	9
– Gewichtsverlust (> 2 kg).	46
2) Keine Beschwerden	*10*

Im eigenen Krankengut handelte es sich dabei in ¾ der Fälle um die ulzerösen Wachstumsformen (Typ II c und III sowie deren Mischformen) zumeist in einer Ausdehnung von 1–3 cm mit bevorzugter Lokalisation in den unteren Magenabschnitten [15, 16].

Das beschriebene Beschwerdebild des Magenkarzinoms ist zwar uncharakteristisch und erschwert somit eine eindeutige Abgrenzung gegenüber funktionellen Beschwerden, trotzdem sollten alle Patienten bei über 2–3 Wochen persistierender Symptomatik oder bei Panoramawechsel der vorbestehenden Beschwerden einer subtilen endoskopischen Diagnostik zugeführt werden, um über eine Optimierung der Frühdiagnostik die Prognose zu verbessern.

Die postoperative Situation des Magenkranken

Wenn nach einer Magenoperation Beschwerden nachweisbar sind, so lassen sich in vielen Fällen die nachfolgenden Erklärungen diskutieren. Bestehen die alten Symptome weiter oder rezidivieren sie, war bei richtiger Indikationsstellung die Operationstechnik ungenügend, oder es wurde bei falscher Indikation nicht das adäquate Operationsverfahren gewählt. Treten bei Heilung der präoperativen Störungen neue Symptome auf, kann es sich entweder – falls sich nicht eine völlig neue Erkrankung entwickelt – um nicht immer zu vermeidende Operationsfolgen handeln wie z. B. das Dumpingsyndrom nach Resektion oder aber es liegt eine mangelhafte Operationstechnik vor, wie z. B. Diarrhöen nach versehentlicher trunkulärer Vagotomie. Persistieren die präoperativen Symptome und treten postoperative zusätzlich neue Beschwerden hinzu, lassen sich ursächlich eine fehlerhafte Indikationsstellung zur Operation und operationstechnische Fehler anführen.

Postoperative Syndrome nach Magenresektion

Nach partieller und totaler Magenresektion können sich auf Grund der operativ bedingten Alterationen verschiedene Folgeerkrankungen entwickeln, die heute gut klassifiziert und daher einer konservativen oder chirurgischen Therapie zugänglich sind [4, 14, 21].

Postoperative Syndrome nach Magenresektion

- Frühdumpingsyndrom,
- Spätdumpingsyndrom,
- duodenogastrischer Reflux, Refluxgastritis,
- Stumpfkarzinom,
- Refluxösophagitis,
- metabolische Folgezustände,
- Syndrom der zuführenden/abführenden Schlinge,
- Rezidivulkus.

Dumpingsyndrom. Ursache des Dumpings ist eine Inkontinenz des Magens. Die zu rasche Entleerung der Ingesta bewirkt eine Dehnung des Darmlumens und eine Beschleunigung der Darmpassage, hyperosmolare Nahrung mobilisiert Flüssigkeit aus dem extraluminären in den intraluminären Raum und führt damit zu einem osmotischen Ausgleich, aber auch zur Fehlverteilung des Blutvolumens. Unter Vermittlung nervaler Reflexmechanismen und humoraler Mediatoren reagiert der Patient hierauf mit verschiedenen gastrointestinalen und vasomotorischen Symptomen.

Symptome des (Früh)dumpingsyndroms

Darmsymptome:	Übelkeit, Aufstoßen, Völlegefühl, krampfartige Schmerzen, Erbrechen, Diarrhö.
Vasomotorische Symptome:	Schwäche, Schwindel, kalter Schweiß, Blässe, Tachykardie, Blutdruckabfall.

Zusätzlich spielt bei einigen Patienten eine bakterielle Überwucherung des oberen Dünndarms und des Magens pathogenetisch eine Rolle. Die Angaben über die Inzidenz dieser Beschwerden variieren, bedingt durch uneinheitliche Untersuchungsmethoden und verschiedene Intensität der Patientenbefragung, erheblich.

Häufigkeit des Dumpingsyndroms

Vagotomie
SPV: 0,9- 6%
SPV, TV und Pyloroplastik: 10 -30%.
Teilresektion (B I, B II):   15 -50%.
Totale Gastrektomie
Ösophagoduodenostomie: ~21%,
Ösophagojejunostomie: ~33%,
Roux-Y: ~15%,
Jejunuminterponat (eigenes Krankengut):   17%.

Die deutlichste Symptomatik findet sich bei nach B-II-resezierten Patienten, gefolgt von total gastrektomierten Patienten mit einfacher Ösophagoduodenostomie oder Ösophagojejunostomie mit und ohne Braun-Anastomose als Rekonstruktionsverfahren [4, 21]. Im eigenen Krankengut mit totaler Gastrektomie litten 33% der Patienten mit Ösophagojejunostomie unter gravierenden, jedoch nur 17% der Patienten mit Jejunuminterponat nach Longmire unter leichten Beschwerden. Durch die Schaffung eines Ersatzreservoirs kann somit die Häufigkeit des Dumpingsyndroms gesenkt werden [17].

Ursache des selteneren Spätdumpings ist gleichfalls der zu rasche und unkontrollierte Nahrungs- und Flüssigkeitseinstrom in den oberen Dünndarm. Die Symptome (Schwächegefühl, Schwitzen, Hunger, Schwindel, Herzklopfen, Angstgefühl, Benommenheit) sind schwächer ausgeprägt als beim Frühdumping und treten frühestens nach 1 h in der Regel nach 2-3 h p.c. auf. Sie sind Folge einer vermehrten Insulinsekretion; möglicherweise spielen andere gastrointestinale Hormone und/ oder eine gesteigerte Sensitivität gegenüber Insulin eine zusätzlich auslösende Rolle.

Entscheidend für die Therapie des Dumpings sind diätetische Maßnahmen, die sich v. a. gegen die beschleunigte Magenentleerung und/oder einen zu hohen osmotischen Reiz richten. Da bei Vorhandensein eines Restmagens flüssige Speisen rascher entleert werden als feste, soll die Kost möglichst kleine Flüssigkeitsmengen enthalten („dry diet"). Flüssigkeiten sollen nicht während oder kurz nach der Nahrungsaufnahme, sondern vor oder zwischen den Mahlzeiten eingenommen werden. Hyperosmolare Lösungen wie Zucker-, Kochsalz- und Aminosäurenlösungen, eiskalte oder sehr heiße Getränke und, falls eine Unverträglichkeit besteht, Milch, sind zu meiden. Die Kost sollte schlacken- und proteinreich sein, wobei die Gesamtkalorienmenge auf 6-8 kleine Mahlzeiten über den Tag verteilt werden sollte. Langsames Essen und Hinlegen nach dem Essen wirken sich günstig aus. In einigen Fällen läßt sich auch die Symptomatik durch die Einnahme von 1-2 Teelöffeln Olivenöl zu Beginn der Mahlzeit mildern.

Der hemmende Effekt einer schlackenreichen Kost auf die Magenentleerung läßt sich durch Zusatz von natürlichen Füll- und Quellstoffen wie Guar (Glucotard) oder Pektine verstärken [11]. Die Hemmung der Magenentleerung durch diese Quellsubstanzen und noch mehr eine durch sie hervorgerufene Bildung einer Diffusionsbarriere im Dünndarm führt zur Hemmung der Resorption von Kohlenhydraten und damit zur Glättung postprandialer erhöhter Blutzuckerspiegel. Eine Reduktion postprandialer Blutzuckerspitzen läßt sich nicht nur durch eine Beeinflussung der Resorption selbst, sondern auch durch Enzymhemmer (Hemmung von α-Amylase und α-Glukosidasen) erzielen. Allerdings sind entsprechende Präparate noch nicht im Handel. Beim Vorliegen eines Spätdumping erfolgt die Hemmung der intestinalen Glukoseabsorption in gleicher Weise durch eine schlackenreiche Kost, evtl. unter Zusatz von Quellsubstanzen. Gelegentlich ist eine zusätzliche kleine Mahlzeit 2–3 h p.c. erforderlich.

Die geschilderten diätetischen Maßnahmen, evtl. ergänzt durch Quellstoffe und in Zukunft vielleicht durch Enzymhemmer, bessern bei den meisten Patienten entscheidend die Dumpingsymptomatik. Demgegenüber vermag eine medikamentöse Therapie wie z. B. mit einem Anticholinergikum oder anderen Präparaten nicht zu überzeugen.

In der Regel adaptiert sich der Resezierte mit den geschilderten konservativen Maßnahmen an die Mageninkontinenz, so daß nur in 1–2% eine chirurgische Therapie erforderlich wird.

Refluxgastritis, Schlingensyndrom. Sämtliche Operationsverfahren, die zu einer Zerstörung der Pylorus-Reflux-Barriere führen, können einen Reflux von aggressivem Duodenalinhalt (Gallensäuren, Lysolecithin etc.) in den Magen zur Folge haben. Ein derartiger postoperativer Reflux (alkalische Refluxgastritis) kann von Symptomen wie epigastrische Schmerzen, Aufstoßen, Völlegefühl, Übelkeit, Gewichtsverlust und galligem Erbrechen begleitet sein. Nahrungsaufnahme kann diese Symptome verstärken. Besonders charakteristisch ist das morgendliche Erbrechen von bitterer, klarer, gelber Flüssigkeit. Differentialdiagnostisch ist hier das seltene Syndrom der zuführenden Schlinge abzugrenzen, dessen Beschwerdebild (zunehmender Druck im rechten Oberbauch, Tachykardie, Schwindelgefühl, Übelkeit) nach heftigem galligen Erbrechen ohne Nahrungsbestandteile verschwindet. Endoskopisch kann eine hochrote Schleimhaut besonders im Bereich der Anastomose (Magenerythem) angetroffen werden, die mit Galle belegt sein kann („red-green disease"). Allerdings bestehen keine gesicherten Zusammenhänge zwischen dem Ausmaß des alkalischen Refluxes, der klinischen Symptomatik, dem endoskopischen Aspekt wie auch dem Auftreten und dem Ausmaß einer Gastritis (histologisch weisen 60–100% der Magenteilresezierten eine chronisch-atrophische Gastritis auf).

Konservative Therapieverfahren blieben bisher unbefriedigend. Am ehesten können gallensäurebindende Antazida (wie z. B. Al-Mg-Hydroxid-Antazida, Maalox, Trigastril) die Symptomatik lindern. Ein Therapieversuch ist auch gerechtfertigt mit Motilitätsregulatoren wie Metoclopramid (Paspertin), Bromprid (Viaben) und Domperidon (Motilium), die die Magenentleerung beschleunigen und dem enterogastralen Reflux entgegenwirken. H_2-Rezeptorenantagonisten wie Pharmaka, die die Mukosabarriere stärken (Carbenoxolon, Amylopektinsulfat), haben bisher klinisch enttäuscht. Steht das gallige Erbrechen im Vordergrund, sind Antiemetika (wie z. B. Psyquil, Vomex) angezeigt. Nur selten ist bei teilresezierten Mägen die atrophische Gastritis derartig ausgeprägt, daß ein Intrinsic-factor-Mangel zu Vitamin-B_{12}-Mangelanämien führt. Der obligat bestehende Befund einer Hypochlor- bzw. Achlorhydrie ist kein Anlaß, mit Säure zu substituieren.

Gelingt es nicht, mit konservativen Maßnahmen (dazu gehört auch das Vermeiden von Nikotin, Alkohol und magenschädlichen Medikamenten) die Symptomatik zu bessern, und besteht eine starke Gewichtsabnahme (geringere Symptomatik bei leerem Magen), muß eine Umwandlungsoperation erwogen werden.

Stumpfkarzinom. Trotz z. Z. noch kontroverser Auffassungen über Pathogenese des Stumpfkarzinoms muß nach klinischen und experimentellen Studien eine kausale Beziehung zwischen Magenresektion und Karzinom im operierten Magen mit einer 2- bis 4fachen gesteigerten Inzidenz angenommen werden. Sicherlich bedarf der Kausalzusammenhang von alkalischem Reflux, atrophischer Gastritis und Magenkarzinom der weiteren Diskussion und sicherlich stellt die gesteigerte Karzinomgefährdung des resezierten Magens noch keine Indikation zu einer prophylaktischen Umwandlungsoperation dar. Allerdings gehört es zu den Aufgaben der Endoskopie, gerade den B-II-Magen in die Vorsorgeuntersuchungen einzubeziehen.

Endoskopische Vorsorgeuntersuchungen bei Magenkarzinomrisikopatienten

Adenom, Borderlineläsion:	3–6 Monate,
– nach Ektomie:	3–6 Monate,
M. Ménétrier:	1–2 Jahre,
chronische Gastritis, Perniziosakonstellation:	2 Jahre,
chronisch atrophische Gastritis:	4 Jahre,
B-II-Magen:	2 Jahre.

Denn die Verbesserung der Prognose beim Magenstumpfkarzinom ist wie beim primär fortgeschrittenen Karzinom augenblicklich nicht durch Operationsverfahren, sondern nur durch frühzeitige Diagnosestellung, also im Stadium des Frühkarzinoms, möglich. Im eigenen Krankengut fand sich zwischen Erstoperation und Manifestation des Magenstumpfkarzinoms ein Intervall von 5–56 Jahren, im Durchschnitt lag es bei 23 ± 11 Jahre. Da jedoch auch hier eine Verkürzung des freien Intervalls bei Zunahme des Lebensalters der Patienten bei der Erstoperation nachzuweisen ist, und somit eine inverse Korrelation zwischen Operationsalter und

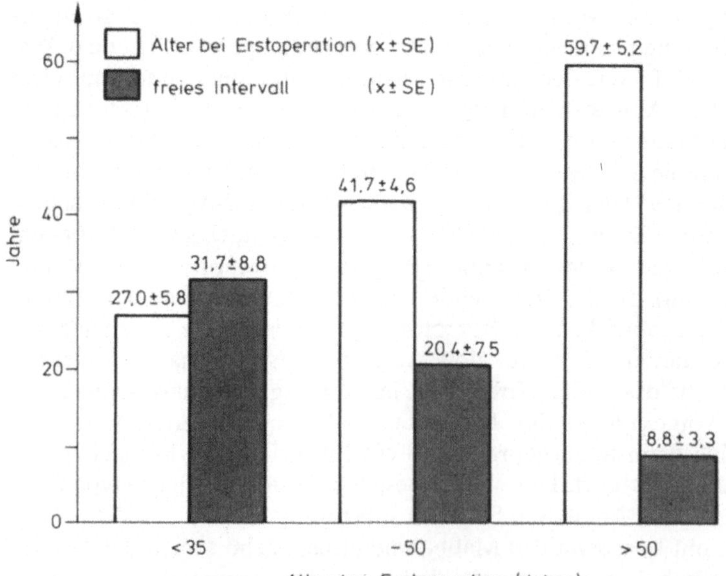

Abb. 3. Karzinome im operierten Magen. Freies Intervall in Abhängigkeit vom Patientenalter bei Erstoperation (n = 52)

Karzinomanifestationsalter besteht (Abb. 3), sollten gezielte endoskopische Untersuchungen mit obligater Biopsie und kombinierter histologisch-zytologischer Untersuchung auch bei asymptomatischen Patienten durchgeführt werden, und zwar bei Erstoperation bis zum 35. Lebensjahr spätestens nach 15 Jahren, bei Erstoperation zwischen dem 35. und 50. Lebensjahr nach 10 Jahren und bei Erstoperation nach dem 50. Lebensjahr nach 5 Jahren [15].

Refluxösophagitis. Bei der Refluxkrankheit des Ösophagus kann sich das aggressive Refluat aus Salzsäure und Pepsin, aus Magensekret und Duodenalinhalt, aber auch aus Galle und Pankreasenzymen allein (alkalische Refluxösophagitis) zusammensetzen. Ideale Voraussetzungen für einen pathologischen Reflux sind durch die Resektion der Kardia (proximale Magenresektion, totale Gastrektomie) gegeben. Aber auch nach distaler Resektion klagen die Patienten über Refluxbeschwerden, wobei eine Refluxösophagitis häufiger nach B-II-Resektion als nach B-I-Resektion zur Beobachtung kommt. Wie es allerdings in diesen Fällen zur Störung des gastroösophagealen Verschlußventils im Sinne einer Schwächung des unteren Ösophagussphinkters bzw. der auxiliären Refluxmechanismen kommt, ist noch weitgehend unklar. Da eine schwere Refluxösophagitis nahezu die Regel nach proximaler Magenresektion ist, verläßt man dieses Verfahren zunehmend zugunsten der totalen Gastrektomie. Denn hier gelingt es abhängig vom gewählten Rekonstruktionsverfahren deutlich besser, die alkalische Refluxkrankheit zu vermeiden. Während die Inzidenz der Refluxösophagitis bei Patienten, bei denen die Kontinuität mit einfacher Ösophagoduodenostomie oder Ösophagojejunostomie mit und ohne Braun-Fußpunktanastomose durchgeführt wurde, besonders hoch ist (die Zahlenangaben variieren zwischen 33–100%, im eigenen Krankengut 75%), sind die Ergebnisse bei Ableitung des Intestinalinhalts durch eine Roux-Y-Anastomose oder durch eine orthograde Jejunuminterposition nach Longmire deutlich besser. Entscheidend ist die Länge der ausgeschalteten Jejunumschlinge bzw. die Länge des Interponats und damit die Distanz zwischen Vater-Papille und Ösophagus, die mindestens 40 cm betragen sollte. Nur so erschöpft sich das Refluat, ohne in den Ösophagus zu gelangen, und nur so läßt sich die Ösophagitisinzidenz auf unter 10% senken [17, 19, 21].

Die konservative Therapie, speziell der alkalischen Refluxkrankheit der Speiseröhre, ist eine Crux medicorum und entspricht weitgehend derjenigen bei alkalischer Refluxgastritis. Neben allgemeinen Maßnahmen werden gallensalzbildende Antazida und Motilitätsregulatoren empfohlen. Insgesamt fällt es bei der alkalischen Refluxösophagitis im Vergleich zur Refluxgastritis leichter, bei konservativem Therapieversagen operativ zu intervenieren und eine Roux-Y-Ösophagojejunostomie oder eine Jejunuminterposition durchzuführen.

Rezidivulkus. Rezidivulzera zählen nicht zu den eigentlichen postoperativen Folgekrankheiten, sondern sind vielmehr Ausdruck der fortbestehenden Ulkuskrankheit. Nach Resektion wegen eines Ulkus wird eine Rezidivwahrscheinlichkeit von 1–5% angenommen. Diese Quote berücksichtigt aber nur die symptomatischen Ulkusrezidive. Exakte Zahlen, speziell zur Häufigkeit asymptomatischer Ulzera, liegen mangels prospektiver endoskopisch kontrollierter Studien derzeit nicht vor. Ulcus-duodeni-Patienten weisen wahrscheinlich nach B-I-Resektion eine höhere Rezidivquote auf als nach B-II-Resektion, beim Ulcus ventriculi sollen die Rezidivquoten nicht differieren. Anastomosenulzera zeigen in ¼ der Fälle eine Spontanheilung innerhalb von 8 Wochen, nach Gabe von Cimetidin sind in dieser Zeit etwa ¾ abgeheilt. Nicht selten wird der Verlauf durch Blutungen kompliziert, so daß der Spontanverlauf von Rezidivulzera im Vergleich zu den Primärulzera insgesamt als ungünstiger anzusehen ist. Versagt die konservative Therapie, muß reoperiert werden (Nachresektion, Duodenalstumpfrevision, Vagotomie).

Metabolische Folgezustände

Anämie. 30–50% der Magenresezierten entwickeln in der Folgezeit eine Anämie, die bei totaler Gastrektomie und B-II-Resektion stärker ausgeprägt ist als nach B-I-Resektion. Ursache ist bei etwa ⅔ der Patienten Eisenmangel, bei ⅓ Vitamin-B_{12}-Mangel und nur selten Folsäuremangel, wobei Kombinationsformen häufig sind und Eisenmangelanämien die anderen Ursachen überdecken können. Über die Faktoren, die i. e. derartige Mangelzustände hervorrufen können, orientiert.

Ursachen eines Eisen-, Vitamin-B_{12}- und Folsäuremangels nach Magenresektion

Eisenmangel:
- unzureichende Eisenzufuhr,
- Resorptionsstörung ⟨ Säuremangel / rasche Darmpassage,
- okkulte Blutverluste bei Gastritis.

Vitamin-B_{12}-Mangel:
- Mangel an Intrinsic factor,
- bakterieller Abbau von Vitamin B_{12}.

Folsäuremangel:
- unzureichende Zufuhr durch einseitige Diäten.

Aufgrund eigener Erfahrung ist eine unzureichende Zufuhr von Eisen mit der Nahrung als Hauptgrund für den Eisenmangel anzusehen. Auch Bradley [5] konnte zeigen, daß 30% seiner Patienten in ihrer häuslichen Umgebung weniger als 85% der empfohlenen täglichen Eisenmenge zu sich nahmen.

Die Therapie des Eisenmangels besteht in der täglichen Gabe von 50–80 mg Fe^{++} als Sulfat oder Glukonat per os. Eine Substitution von Vitamin B_{12} ist bei teilresezierten Patienten mit fehlender Säure- oder Intrinsic-factor-Sekretion und konsekutivem Vitamin-B_{12}-Mangel angezeigt. Sie ist absolut lebenslang notwendig nach totaler Gastrektomie. Eine spezifische Therapie mit Folsäure erübrigt sich fast immer, Voraussetzung ist allerdings die Aufnahme einer normalen Mischkost.

Gewichtsverhalten, Malnutrition, Malassimilation. Die Kontrolle des Gewichts ist der beste und einfachste Indikator, ob postoperativ Aufnahme, Digestion und Resorption der Nahrung ungestört verlaufen. Nach B-II-Resektion und nach totaler Gastrektomie wird in der Literatur bei 20–84% der Patienten ein Gewichtsverlust beschrieben [5, 13]. Als Gründe hierfür werden einmal eine zu geringe Nahrungsaufnahme und zum anderen im Bereich von Magen, Dünndarm und/oder Pankreas gelegene Störungen mit nachfolgender Maldigestion und Malabsorption genannt.

Ursachen einer Malnutrition und Malassimilation nach Magenresektion

Malnutrition:
- Fehlen von Appetit und Hungergefühl,
- Völlegefühl bei fehlendem Reservoir,
- Angst vor Dumping-, Reflux- und dysphagischen Beschwerden,
- sozioökonomische und emotionale Faktoren.

Malassimilation:
- ungenügende oder fehlende Produktion von Säure und Pepsin,
- pankreozibale Asynchronie (Nebenschluß des Duodenums),
- exokrine Pankreasinsuffizienz,
- zottenatrophie des Dünndarms,
- beschleunigte Passage ⟨ verminderte Resorption, / verminderte Resorption von Gallensalzen;
- bakterielle Fehlbesiedlung,
- Laktasemangel.

Das Gewichtsverhalten nach distalen Magenresektionen bietet heute kaum noch klinische Probleme. Ein relevanter Gewichtsverlust beschränkt sich auf die wenigen Patienten mit schwerem Dumping- oder Blind-loop-Syndrom.

Besonders nach totaler Gastrektomie sind Ernährungsstörungen und daraus resultierender Gewichtsverlust oft beschriebene Erscheinungen. Nach neueren Untersuchungen zeigen aber auch hier die meisten Patienten, wenn sie nach 1–6 Monaten den postoperativen Katabolismus überwunden haben, häufiger eine Gewichtszunahme als eine -abnahme.

Die Beurteilung, ob das neue, dann meist konstante Gewicht als zufriedenstellend angesehen werden kann, ist jedoch dadurch erschwert, daß über eine Referenzgröße keine allgemeine Übereinstimmung besteht. Einige Autoren vertreten die Auffassung, das normale Gewicht vor Ausbruch der bösartigen Grundkrankheit sei als Vergleichsstandard besonders aussagekräftig, da man den Patienten als seine eigene Kontrollgröße einsetze. Dagegen sei der Vergleich mit dem unmittelbar präoperativen Gewicht von eher zweifelhaftem Wert, da fast alle Patienten präoperativ erheblich an Gewicht eingebüßt hätten und Normalität somit nicht gegeben sei [13].

Als Maßstab für Normalität im statistischen Sinne ist jedoch das Gewicht vor Krankheitsbeginn wenig geeignet, da bei den meisten Patienten häufig ein erhebliches Übergewicht bestand. Statt dessen wird daher von anderen Autoren als bessere Referenzgröße ein Idealgewicht betrachtet, das auf von der Metropolitan Life Insurance Company veröffentlichte Zahlenwerte Bezug nimmt. Die Relation des aktuellen Gewichts zu diesem Idealgewicht erlaubt festzustellen, ob der Patient ein für sein Alter, schlecht und Größe optimales Gewicht wiedererlangen konnte [5, 7].

Die in eigenen Untersuchungen an 61 Patienten (53 Jejunuminterpositionen, 6 Ösophagojejunostomien mit doppelläufiger Jejunumschlinge, 2 Ösophagojejunostomien Roux-Y) gewonnenen Daten zeigen, daß lediglich 11,5% der Patienten das vor Krankheitsbeginn bestehende Gewicht wiedergewinnen konnten, ein Prozentsatz, der auch von Adams (10,5% bei 182 Patienten) angegeben wurde [1, 17]. Das Durchschnittsgewicht unserer Patienten lag jedoch lediglich um 0,5%, das sind 330 g, unter dem durchschnittlichen Idealgewicht. Dabei wurde bereits ein Gewicht von mehr als 85% des Idealgewichts als zufriedenstellend bzw. weniger als 75% als inadäquat gewertet. Unter dieser 85%-Grenze lagen nur 5 (8,2%) der 61 von uns untersuchten Patienten (Abb. 4). Bedeutsam für den Ernährungszustand zum

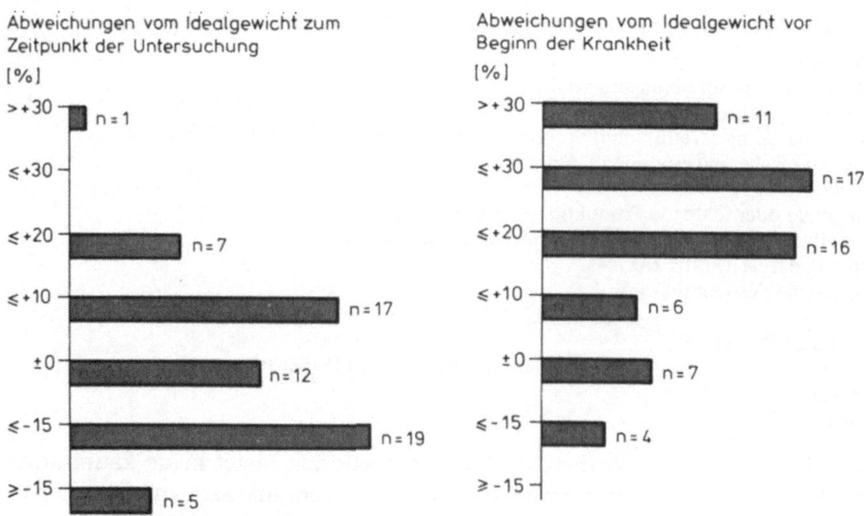

Abb. 4. Körpergewicht nach Gastrektomie (gesamt: n = 61; Jejunuminterposition: n = 53; Ösophagojejunostomie und Braun-Anastomose: n = 6; Roux-Y: n = 2)

Untersuchungszeitpunkt war u. a. das Ausmaß des Übergewichts vor Krankheitsbeginn. Zu diesem Zeitpunkt waren 45,9% der Patienten übergewichtig, sie lagen um 20% über ihrem Idealgewicht. Postoperativ erreichten lediglich 6,6% ihr Idealgewicht nicht (Abb. 4). Somit lagen die ursprünglich stark übergewichtigen Patienten trotz überdurchschnittlichen Gewichtsverlustes immer noch um 3,5% über ihrem Idealgewicht, während Patienten, die vorher in etwa Idealgewicht hatten, bei der Untersuchung um 8,4% darunter lagen. Das präoperative Gewicht in Relation zum Idealgewicht gestattet somit eine Prognose über das postoperative Gewichtsverhalten. Patienten mit über dem Idealgewicht liegendem präoperativen Gewicht tolerieren die unvermeidlichen nutritiven Störungen weit besser als Patienten, die bereits präoperativ unter dem Idealgewicht liegen. Letztere befanden sich auch bei uns ausnahmslos postoperativ in einem nicht zufriedenstellenden Ernährungszustand.

In Übereinstimmung mit anderen Autoren konnten wir feststellen, daß die Patienten mit rekonstruktiven Verfahren nach Roux bzw. Longmire eine günstigere Gewichtsentwicklung aufwiesen als diejenigen mit einer Ösophagojejunostomie und Braun-Anastomose. Während die beiden erstgenannten Gruppen ihr Idealgewicht um 2,5% übertrafen, lagen die Patienten mit Ösophagojejunostomie um 5,9% darunter [10, 17, 22].

Welche Rolle den in der verstehenden Übersicht aufgeführten Ursachen für den Gewichtsverlust nach B-II-Resektion, besonders aber nach Gastrektomie (kalorisch unzureichende Nahrungsaufnahme und Malassimilation bzw. die Kombination dieser beiden Faktoren) zukommt, ist i. e. noch nicht geklärt. Zwar besteht bei etwa der Hälfte aller Gastrektomierten bei genauer Untersuchung eine Malabsorption von Fett und Protein [1, 5, 6, 13], aber der dadurch bedingte Verlust an Kalorien ist in der Regel gering und erklärt nicht allein die Gewichtsabnahme. Zudem besteht die Möglichkeit, durch eine Erhöhung der täglichen Fett- und Eiweißzufuhr um einen relativ geringen Betrag derartige Verluste zu kompensieren. Im eigenen Krankengut mit totaler Gastrektomie fand sich bei einer Fettausscheidung von 3,2 g–41,9 g/Tag (Mittelwert 7,7 g) nur eine minimale Absorptionsverschlechterung, wobei eine Abhängigkeit des Körpergewichts vom Ausmaß der Malassimilation nicht feststellbar war und Differenzen zwischen den Patienten mit und ohne erhaltene Duodenalpassage nicht gefunden werden konnten. Von den verschiedenen Gründen für die Malassimilation dürfte u. E. der pankreozibalen Asynchronie und der bakteriellen Fehlbesiedlung die größte Bedeutung zukommen. Die nicht nahrungssynchrone Stimulation der Galle- und Pankreassekretion durch die Umgehung des Duodenums läßt sich am besten durch Pankreasfermentpräparate in Granulatform korrigieren. Der bakterielle Überwuchs ist Folge der fehlenden Bakterizide des Magens oder eines Passagehindernisses oder des Ausfalls des interdigestiven myoelektrischen Komplexes infolge vagaler Denervation. Der Abbau von Vitamin B_{12}, die Dekonjugation von Gallensalzen und der Verbrauch von Fett und Lipase durch die Kolonflora kann zur Malabsorption von Fett, der fettlöslichen Vitamine A, D, E und K und von Vitamin B_{12} führen. Die bekannten Folgen sind Anämie (Vitamin B_{12}, Vitamin E), Sehstörungen (Vitamin A), hämorrhagische Diathese (Vitamin K), Osteoporose (Vitamin D), Diarrhöen und Gewichtsverlust. Für das Entstehen von Osteoporose und Osteomalazie werden neben der verminderten Aufnahme und Absorption von Vitamin D auch Störungen im Kalziumstoffwechsel (Mangel infolge einseitiger Ernährung, speziell bei Milchintoleranz, ungenügende Resorption infolge Umgehung des Duodenums, Bildung von Kalziumseifen bei Stearrhö) verantwortlich gemacht.

Bei den Diarrhöen handelt es sich wie bei den Postvagotomiedurchfällen um chologene Diarrhöen. Differentialdiagnostisch ist hier besonders an Diarrhöen im Rahmen des postalimentären Frühsyndroms zu denken, der häufigsten Ursache einer Diarrhö nach Magenresektion.

Postoperative Diarrhöen

- Frühdumpingsyndrom,
- beschleunigte Darmpassage,
- Malassimilation,
- bakterielle Fehlbesiedelung   Chologene Fehlbesiedlung
- Vagotomie,   Diarrhöen,
- gesteigerter Gastro(Duodeno)Kolischer Reflex,
- Milchunverträglichkeit, Glutenenteropathie,
- enterohormonale Dysregulation (VIP, GIP).

Die Therapie des Blind-loop-Syndroms besteht neben der Gabe von Antibiotika (Metronidazol, Tetrazykline) in der Substitution der Vitamine A, D, E und K sowie von Kalzium, diätetisch unterstützt im Bedarfsfall durch die Zufuhr mittelkettiger Triglyzeride. Für die Behandlung der Durchfälle ist Colestyramin angezeigt, zu beachten ist allerdings die Malabsorption fettlöslicher Vitamine bei Langzeiteinnahme. Symptomatisch wirken auch Diphenoxylat (Reasec) oder Loperamid (Imodium).

Insgesamt spielen jedoch die angeführten Resorptionsstörungen als Ursache einer Mangelernährung bei den meisten Patienten nur eine untergeordnete Rolle. Daher müssen auch andere Faktoren in Betracht gezogen werden, um die bestehenden Gewichtsprobleme zu erklären. So kann ein Gewichtsverlust bei unverändertem Energieverbrauch und nicht grob verschlechterter Nahrungsabsorption auch durch eine insgesamt eingeschränkte Zufuhr von Kalorien verursacht sein. Nach Studien der Eßgewohnheiten gastrektomierter Patienten konnte Roberts feststellen, daß die Mehrzahl der Untersuchten täglich weniger als 1800 kcal zu sich nahm. In einer anderen Studie mit gleicher Methodik betrug die durchschnittliche Tageskalorienaufnahme 2100 kcal [1, 20].

Bradley verglich die Nahrungszufuhr unter häuslichen Bedingungen und in der Klinik mit den von der WHO empfohlenen täglichen Mindestmenge für Fett, Eiweiß, Kohlenhydrate, Mineralien und Vitamine. Dabei zeigte sich, daß in der häuslichen Umgebung lediglich 85% der zur Aufrechterhaltung des Idealgewichts notwendigen Kalorien aufgenommen wurden, während in der Klinik bei einer Ad-libitum-Diät die empfohlene Kalorienmenge überschritten wurde. Andere Untersucher verweisen ebenfalls auf die inadäquate Nahrungsaufnahme als Hauptursache des Gewichtsverlustes nach Gastrektomie [5, 13, 23].

Verschiedene Komponenten können die Abneidung oder Unfähigkeit gastrektomierter Patienten bestimmen, umfangreichere Mahlzeiten und damit mehr Kalorien zu sich zu nehmen. Bis zu 40% der Patienten klagen über fehlenden Appetit oder nicht vorhandenes Hungergefühl, andere vermeiden größere Nahrungsmengen aus Furcht vor einem unangenehmen Völlegefühl infolge mangelnder Kapazität des Ersatzmagens oder Dumpingbeschwerden [1, 6, 13]. Dysphagie und weitere Beschwerden infolge eines Reflux von Duodenalsaft in den Ösophagus stellen zusätzliche Hindernisse für eine ausreichende Ernährung dar. Allerdings wies Bradley nach, daß die aufgenommenen Kalorienmengen in Abhängigkeit von der sozialen Umgebung schwanken [5].

Die oben aufgeführten Beschwerden sind also nur z. T. für die Exokarenz verantwortlich und werden von weiteren Einflüssen ergänzt und überlagert. Dazu zählen das Fehlen persönlicher Initiative und Disziplin, ökonomische Schwierigkeiten – hier ist z. B. an die Kosten einer proteinreichen, abwechslungsvollen Diät und die Probleme bei der Zubereitung von mehreren wohlschmeckenden Mahlzeiten pro Tag v. a. bei gleichzeitiger Berufstätigkeit zu denken – und depressive Verstimmungen in Verbindung mit der Furcht vor einem Karzinomrezidiv [5, 7].

Auch die eigenen Patienten wiesen ein tägliches Aufnahmedefizit von knapp 10% der empfohlenen Kalorienmenge auf. Bei den Patienten mit Ösophagojejunostomie und Braun-Anastomose waren die immer vorhandenen starken Refluxbeschwerden mitentscheidend für die inadäquate Nahrungsaufnahme und das niedrige Gewicht. Die befriedigende Ernährungslage bei den Patienten mit Jejunuminterponat war vor allem dadurch möglich, daß Reflux- oder Dumpingbeschwerden weitgehend fehlten.

Als Argument gegen die totale Gastrektomie als Regeloperation bei Magenkarzinom wird v. a. die Langzeitmorbidität vorgebracht, wobei die Gewichtsprobleme (agastrische Dystrophie, „Verdauungskrüppel") besonders herausgestellt werden. Wie auch die eigenen Untersuchungen zeigen, stehen mit der Jejunuminterposition nach Longmire und der Y-förmigen Rekonstruktion nach Roux operative Verfahren zur Verfügung, die in bezug auf die postoperative Lebensqualität voll befriedigen können. Voraussetzung ist allerdings eine entsprechende diätetische Beratung, eine adäquate Substitutionstherapie, die Berücksichtigung sozioökonomischer Faktoren und nicht zuletzt ein konsequentes Nachsorgeprogramm.

Therapie nach totaler Gastrektomie

- 6–8 kleine kalorienreiche Mahlzeiten
- Kohlenhydrat- und Proteinreiche, Fettnormale Kost,
- Meiden hyperosmolarer Zubereitungen,
- evtl. mittelkettige Triglyzeride, keine Laktose, Formuladiät,
- Pankreasfermente als Granulat,
- Eisensulfat 200 mg/Tag (postoperativ evtl. parenteral),
- Vitamin A, D, E, K,
- Kalziumbrausetabletten 1–2 g/Tag,
- Vitamin B_{12} alle 2–3 Monate 1000 µg i.m.
- Metronidazol oder Tetrazykline bei bakteriellem Überwuchs,
- Loperamid, Kodeinphosphat, Colestyramin bei chologenen Diarrhöen.

Postoperative Syndrome nach Vagotomie

Im Unterschied zu den resezierenden Verfahren ist die Vagotomie durch das weitgehende Fehlen langfristiger Folgekrankheiten gekennzeichnet.

Die in 3–20% nach Vagotomie auftretende Dysphagie ist bedingt durch eine periösophageale Ödem- und Hämatombildung als direkte Folge der Präparation und die in 3% zu beobachtende verzögerte Magenentleerung ist auf Motilitätsstörungen auf Grund der partiellen oder totalen Denervierung des Antrums zurückzuführen. Beide Störungen sind passagerer Natur und bilden sich innerhalb von 1–2 Monaten spontan zurück.

Im Gegensatz zu Störungen der unmittelbar postoperativen Phase weist eine verzögerte Magenentleerung mit Völlegefühl und Erbrechen nach einem freien Intervall auf mechanische Hindernisse wie Rezidivulkus mit Stenosierung des Pylorus, Narbenstenose nach Pyloroplastik oder – weit seltener – innere Hernien und Phytobezoare hin. Endoskopisch nachzuweisende Nahrungsmittelreste nach 12stündigem Fasten sind eindeutige Hinweise einer gestörten Magenentleerung. Findet sich keine mechanische Obstruktion, ist auch an das Vorliegen funktioneller Entleerungsstörungen im Rahmen von Diabetes mellitus, Sklerodermie und Hypothyreose zu denken.

Ein vermehrter gastroösophagealer Reflux durch evtl. Schwächung des unteren Ösophagussphinkters durch die selektiv-proximale Vagotomie (SPV) kommt nicht zur Beobachtung. Vielmehr weist eine postoperativ zu beobachtende Refluxösophagitis auf eine bereits präoperativ bestehende Sphinkterinsuffizienz hin. Die SPV hat vielfach einen günstigen Einfluß auf eine vorbestehende Refluxösophagitis.

Die Frage, ob sich im vagotomierten Magen vermehrt Karzinome entwickeln, läßt sich derzeit nicht beantworten und muß in entsprechenden Langzeitbeobachtungen geklärt werden.

Dumpingsyndrome können nach allen Vagotomieformen auftreten (s. Übersicht S. 28). Sie sind selten und von leichter Natur bei der hauptsächlich geübten SPV, häufiger und schwerer nach Pyloroplastik und nach trunkulärer Vagotomie (zur Pathogenese und Klinik (s. oben). Die gleiche Aussage läßt sich für die Postvagotomiediarrhö (mehr als 3 wäßrige Stuhlentleerungen/Tag) machen, auch hier sind klinisch relevante Diarrhöen nach SPV selten. Es handelt sich überwiegend um chologene Diarrhöen, so daß in den meisten Fällen eine Therapie mit Colestyramin zum Erfolg führt.

Literatur

1. Adams JF (1967, 1968) The clinical metabolic consequences of total gastrectomy. Scand J Gastroenterol 152/2 (1967): 137–149; 137/3 (1968): 145–151; 154/3 (1968) 152–159
2. Arnold R (1984) Epidemiologie, natürlicher Verlauf und sozioökonomische Bedeutung der Ulkuskrankheit. In: Goebell H, Hotz J, Farthmann EH (Hrsg) Der chronisch Kranke in der Gastroenterologie. Springer, Berlin Heidelberg New York Tokyo, S 34–47
3. Becker HD (1984) Indikation zur selektiven Operation beim Ulcus ventriculi und duodeni. In: Goebell H, Hotz J, Farthmann EH (Hrsg) Der chronisch Kranke in der Gastroenterologie. Springer, Berlin Heidelberg New York Tokyo, S 81–92
4. Becker HD, Caspary WF (1980) Postgastrectomy und postvagotomy syndromes. Springer, Berlin Heidelberg New York Tokyo
5. Bradley EL, Isaacs J, Hersh T, Davidson ED, Millikan W (1975) Nutritional consequences of total gastrectomy. Ann Surg 182: 415
6. Everson TC (1952) Nutrition following total gastrectomy with particular reference to fat and protein assimilation. Surg Gynecol Obstet 95: 209
7. Goebell H (1979) Pathophysiological consequences of total gastrectomy. In: Herfarth C, Schlag P (ed) Gastric cancer. Springer, Berlin Heidelberg New York Tokyo, pp 228–236
8. Gugler R (1984) Konservative Therapie des chronischen Ulkusleidens – Indikation und Medikamentenwahl für die Langzeittherapie. In: Goebell H, Hotz J, Farthmann EH (Hrsg) Der chronisch Kranke in der Gastroenterologie. Springer, Berlin Heidelberg New York Tokyo, S 71–80
9. Holtermüller KH (1982) Natürlicher Verlauf der Ulkuskrankheit. In: Blum AL, Sievert JR (Hrsg) Ulcus – Therapie (2. Aufl.) Springer, Berlin Heidelberg New York Tokyo, S 123–137
10. Huguier M, Lancret JM, Bernard PF, Baschet C, Le Henand F (1976) Functional results of different reconstructive procedures after total gastrectomy. Br J Surg 63: 704
11. Jenkins DJA, Gassul MA, Leeds AR, Metz G, Dilawari JG, Slavin B, Blendis JLM (1977) Effect of dietary fibre on complications of gastric surgery: prevention of postprandial hypoglycemia by peptin. Gastroenterology 72: 215
12. Junginger T (1984) Chirurgische Therapie des Ulcus ventriculi und duodeni – Langzeitergebnisse. In: Goebell H, Hotz J, Farthmann EH (Hrsg) Der chronisch Kranke in der Gastroenterologie. Springer, Berlin Heidelberg New York Tokyo, S 105–123
13. Kelly WD, Mac Lean LD, Perry JF, Wagensteen O (1954) A study of patients following total or near total gastrectomy. Surgery 35: 964
14. Kremer B, Schumpelick V (1984) Operationsfolgen (Postvagotomiesyndrom, Postgastrektomiesyndrom, Indikationen zur Revisionsoperation). In: Goebell H, Hotz J, Farthmann EH (Hrsg) Der chronische Kranke in der Gastroenterologie. Springer, Berlin Heidelberg New York Tokyo, S 124–135
15. Meyer HJ, Huchzermeyer H, Pichlmayr R (1982) Endoskopische Aspekte und chirurgische Behandlungsmöglichkeiten beim Karzinom im operierten Magen. Therapiewoche 32: 1815
16. Meyer HJ, Huchzermeyer H, Ostertag H, Pichlmayr R (1984) Diagnostik und Therapie beim Magenfrühkarzinom. Med Klin 79: 428
17. Meyer HJ, Pichlmayr R, Geerlings H (1985) Die Gastrektomie als Regeloperation beim Magenkarzinom. In: Bünte H, Langhans P, Meyer HJ, Pichlmayr R (Hrsg) Aktuelle Therapie des Magenkarzinoms. Springer, Berlin Heidelberg New York Tokyo, S 60–68
18. Müller-Lissner SA (1982) Symptomatik des peptischen Ulcus. In: Blum AL, Siewert JR (Hrsg) Ulcus – Therapie (2. Aufl.) Springer, Berlin Heidelberg New York Tokyo, S 113–122
19. Nakayama K (1956) Evaluation of the various operative methods for total gastrectomy. Surgery 40: 488
20. Roberts KE, Randall HT, Bane HN, Medwid A, Schwartz MK (1966) Studies of the physiology of the dumping syndrom NY State J Med 55: 2897
21. Siewert JR, Hinder RA, Blum AL (1984) Der operierte Magen und seine Folgezustände. In: Demling L (Hrsg) Klinische Gastroenterologie. Thieme, Stuttgart, S 429–441
22. Ultsch B (1977) Spätergebnisse der totalen Magenresektion. In: Der operierte Magen. Die Gastroenterologische Reihe, Bd 2. Kali-Chemie, Hannover, S 73–81
23. Vanamee P (1960) Nutrition after gastric resection. JAMA 172: 2072

Operationsindikation, prä- und postoperative Situation bei Dünn- und Dickdarmerkrankungen

R. Winkler

Ausgangsbedingungen

Das Thema beschreibt einen zentralen Arbeitskatalog des allgemeinchirurgischen Alltags. Wollte man ihm nur leidlich Gerechtigkeit widerfahren lassen, wäre selbst ein eigenes Symposion zu schmal, um die anstehenden Probleme hinlänglich zu würdigen. Die einschlägige Literatur füllt Bibliothekswände, so daß Umfang, widersprüchliche Interpretationen und vielfach ungelöste Probleme einer kritisch distanzierten Würdigung entgegenstehen. Insbesondere bei den entzündlichen Krankheitsbildern vom Typ der Colitis ulcerosa und des M. Crohn (sofern sie überhaupt Krankheitsentitäten darstellen) bewegen wir uns auf einem höchst unzuverlässigen und kontrovers beurteilten Terrain. Man mag mir daher zugestehen, daß ich mich aus der langjährigen Beschäftigung mit diesen Krankheitsbildern auf eine mehr subjektive Interpretation verstehe, deren Relativierung ich gerne der anschließenden Diskussion überlasse.

Der Chirurg begegnet bei den 3 hauptsächlichen Krankheitsbildern, den Karzinomen und den schon angesprochenen entzündlichen Krankheitsbildern, wobei noch die Divertikulitis als wesentliches darmchirurgisches Problem zu ergänzen wäre, höchst unterschiedlichen Ausgangsbedingungen.

Bei den Karzinompatienten handelt es sich überwiegend um ältere bis sehr alte Kranke, häufig ohne ernstes Krankheitsgefühl oder nur kurzzeitiger, dann allerdings auch dramatisch exazerbierender Krankheitsphase. Sie werden aktuell mit einer lebensbedrohlichen Krankheit konfrontiert, deren emotionale Stigmata bei vergleichsweise günstigen Heilungsbedingungen dieser Tumoren nur bedingt (zumindest präoperativ) ausgeräumt werden können. Überlagert wird die Sorge durch die häufig noch höherwertige Angst vor einem künstlichen Darmausgang. Angesichts der heutigen Behandlungsprinzipien hat diese Sorge zwar objektiv ein deutlich geringeres Gewicht sowohl wegen der Möglichkeiten zur Vermeidung einer Stomaanlage wie auch ihrer voll kompensierbaren Folgen; der historische Ballast ist gleichwohl schwer. Immerhin läßt sich bei etwa 20% aller Patienten mit kolorektalem Karzinom aus Radikalitätserwägungen eine Stomaanlage nicht vermeiden, bei weiteren 10–20% wird sie aus palliativen oder protektiven Gründen erforderlich. Aus rein chirurgischer Sicht gesellen sich zu den Hypotheken der immanenten Infektionsgefahr sowie den anatomischen Besonderheiten des Dickdarms (Vaskularisation, Serosadefekte), die des Alters mit seinen vielfachen Begleiterkrankungen und eine bis zu einem gewissen Grade krankheitstypische Übergewichtigkeit.

Ganz anders ist die Situation bei den Patienten mit M. Crohn und Colitis ulcerosa. Sieht man von den vergleichsweise seltenen Akutindikationen ab, so steht der Chirurg am Ende eines langen und von Enttäuschungen oft tief gefurchten Leidensweges. Zumeist handelt es sich um junge Kranke, die in den entscheidenden Phasen ihrer biographischen Entwicklung von der Krankheit durchrüttelt werden. Das Fehlen einer kausalen Erklärung und die hierin begründete prinzipielle Unheilbarkeit bei M. Crohn, eine nur durch Kolektomie mögliche somatische Heilung bei der Colitis ulcerosa und das unkalkulierbare Rezidivrisiko geben einen Nährboden für Verhaltensstörungen ab, die auch ohne Hinterfragen psychosomatisch kausaler Zusammenhänge eine einschlägige Betreuung sowohl im Hinblick auf die Operationsvorbereitung als auch in der Nachbehandlungsphase erfordern. Begründen die skizzierten Prämissen die berechtigte Einschätzung, daß die Chirurgie erst zum Zuge kommen kann, wenn die konservativen Therapieverfahren ein Leben mit der Krankheit nicht mehr erlauben, so belasten sie das Operationsgeschehen über die ohnehin genügend gravierenden Ausgangsbedingungen hinaus durch z. T. schwerste Ernährungsstörungen, septische Komplikationen, komplizierte operationstechnische Bedingungen und – wenn auch zum geringsten – Behandlungsfolgen aus der konservativen Therapie. Dagegen steht das erstaunliche und daher für die Chirurgie immer wieder neu motivierende Erlebnis einer ungewöhnlich raschen Überwindung des zumeist schweren Operationstraumas. Oft geht es den Patienten schon wenige Tage nach der Operation besser als in allen Wochen davor. Erst mit der Eliminierung des Krankheitsherdes wird das tatsächliche Ausmaß der vorbestehenden Intoxikation sichtbar. Nicht zuletzt auf diese Erfahrung gründet sich auch die Beobachtung, daß Rezidivpatienten einer Operation ungleich aufgeschlossener gegenüber stehen als jene Kranke, die einen Primäreingriff erwarten.

Kranke mit einer Divertikulitis liegen zwischen diesen Extremen. Von Alter und Konstitution den Karzinompatienten verwandt, sind sie selten akut mit der Krankheit konfrontiert. Häufiger liegt ein längerfristiger Krankheitsprozeß vor, der die Einsicht in Operationsnotwendigkeiten eher reifen läßt. Der Entschluß hierzu wird erleichtert durch das Wissen um die Heilbarkeit der Krankheit, die weitgehende Vermeidbarkeit einer Stomaanlage bei Elektivoperation und das Fehlen von funktionellen Folgen nach der Resektion des erkrankten Darmabschnitts.

Operationsindikationen

Entsprechend den unterschiedlichen Ausgangsbedingungen ergeben sich bei den angesprochenen Krankheitsbildern ganz unterschiedliche Operationsindikationen.
Beim Karzinom ist die Indikation per se gegeben.

Operationsindikationen:

akut	bei Ileus,
	Perfloration,
	(Blutung);
dringlich	bei objektiviertem Karzinom,
	karzinomverdächtiger Stenose.

Akut wird sie bei einem dekompensierten Ileus sowie bei der (seltenen) Perforation, sei sie im Tumorbereich oder als ischämische Distensionsruptur, dann selten im prästenotischen Segment sondern überwiegend im Bereich des nach dem La Place-Gesetz besonders gefährdeten Zäkum. Nur ausnahmsweise zwingt eine schwere Blutung zu notfallmäßigen Eingriffen. Dies ist vornehmlich dann der Fall, wenn sich auf eine ausgeprägte Tumoranämie eine Akutblutung aufpropft. Betroffen sind davon besonders rechtsseitige Kolonkarzinome. Wenn möglich soll die einzeitige Elektivoperation angestrebt werden. Diese ist durch die operationsbegleitenden Maßnahmen der peroralen Darmlavage, einer Ernährungstherapie durch voll resorbierbare Diäten, ggf. in Verbindung mit einer parenteralen Ernährungstherapie sowie die perioperative Infektionsprophylaxe heute in der weit überwiegenden Mehrzahl zu realisieren.

Bei den entzündlichen Darmkrankheiten begegnet uns ein ungleich weiterer Indikationsrahmen.

Operationsindikationen:

akut	bei toxischem Megakolon,
	Perforation,
	therapiefraktärer
	Massenblutung (nur Colitis ulcerosa),
	(Ileus);
dringlich	bei fulminanter Kolitis,
	Abszeß,
	karzinomatöser Entartung,
	(wohl nur Colitis ulcerosa);
elektiv (relativ)	bei Stenose,
	Fisteln,
	Konglomerattumoren,
	therapierefraktärem Verlauf,
	Gedeihstörungen,
	analen Läsionen (meist M. Crohn),
	Karzinomrisiko,
	extraintestinalen Manifestationen.

Absolute und dann auch perakute Indikationen sind allein das toxische Megakolon, das in längstens 48 h nicht auf eine intensivmedizinische Behandlung anspricht, die freie Perforation mit und ohne toxisches Megakolon sowie gelegentlich die therapierefraktäre Massenblutung, die fast ausschließlich bei der Colitis ulcerosa auftritt. Der Ileus, soweit er mechanisch und nicht paralytisch-peritonitisch bedingt ist, stellt nach meiner Einschätzung nur ausnahmsweise eine Operationsindikation dar, da einerseits fast regelhaft eine Rekompensation nach Entlastung über eine nasoenterale Sonde und parenterale Infusionstherapie erreicht werden kann, andererseits das Resektionsrisiko im Ileus ungleich höher ist, und schließlich ein mehrzeitiges Vorgehen wegen der dann oft in höheren Dünndarmabschnitten notwendigen Stomaanlage erhebliche postoperative Probleme aufwerfen kann, von der Notwendigkeit eines mehrzeitigen Vorgehens ganz abgesehen.

Als dringlich muß die Operationsindikation bei Patienten mit einer fulminanten Kolitis angesehen werden, die in 1 Woche nicht auf eine intensive konservative Therapie anspricht. Insbesondere bei Patienten jenseits des 60. Lebensjahres ist hier die Indikation noch großzügiger zu stellen. Für diese zumeist schwerstkranken Patienten wird man sich öfter zu der am wenigsten belastenden operativen Maßnahme einer ausschaltenden doppelläufigen Ileostomie und Intervallkolektomie entschließen. Als absolute Indikation ist die vielfach diskutierte, in der Praxis jedoch seltene Karzinomentwicklung zu nennen. Komplettiert wird das Spektrum der dringlichen Indikationen durch die Abszeßdränage.

Die Elektivindikationen sind de facto auch Relativindikationen, wenn auch mit sehr unterschiedlicher Gewichtung. In der Häufigkeit dominieren bei M. Crohn die annähernd gleich häufigen, sich auch vielfach kombinierenden Stenosierungen und Fistelbildungen, auch mit Entwicklung von Fisteln (nicht nur innerhalb benachbarter Darmabschnitte sondern auch zu Nachbarorganen sowie zur Haut und die Ausbildung von Konglomerattumoren), die ihrerseits Passagestörungen bewirken können. Bei der Colitis ulcerosa ist es vornehmlich der therapierefraktäre Verlauf, der Anlaß zur chirurgischen Intervention wird. Kontrovers werden die Indikationen bei analen Läsionen gesehen. Einer ausschließlich palliativen Drainagetherapie möchte ich einen agressiveren Indikationsstandpunkt entgegensetzen, wobei Läsionen, die sich ohne Gefährdung der Kontinenz (und dies sind nach meinen Erfahrungen etwa 80%) operieren lassen, radikalchirurgisch angegangen werden sollten.

Das karzinomatöse Entartungsrisiko, das nur für die Colitis ulcerosa wirklich gesichert ist, wird sich mehrheitlich nur aus Dauer und Intensität der Erkrankung definieren lassen. Die schwere Dysplasie, wie sie Morson als präkanzeröse Matrix erkannt hatte, wird sich nach allgemeinen Erfahrungen nur ausnahmsweise auch bei ausgedehnten Stufenbiopsien objektivieren lassen.

Bei der Divertikulitis ergibt sich eine absolute Operationsindikation aus der freien, gelegentlich auch durch Einspießung von passierenden Fremdkörpern bedingten Perforation. Mit der schweren Divertikulitis und Peridivertikulitis mit und ohne gedeckte Perforation, mit und ohne Abszeß wird man wohl überwiegend notfallmäßig bei einer Laparotomie wegen eines akuten Abdomens konfrontiert. Hier wie auch bei der freien Perforation sollte die Elimination des septischen Krankheitsherdes erfolgen. Dabei ist aus Gründen der Operationssicherheit das Hartmann-Verfahren der Inkontinenzresektion zu bevorzugen. Die elektiven Indikationen wiederum können als Relativindikationen eingestuft werden, wobei die sorgfältige Abwägung zwischen dem globalen Operationsrisiko, der Belastbarkeit des Patienten und dem tatsächlichen Krankheitswert beträchtliche Entscheidungskonflikte heraufbeschwören kann.

Operationsindikationen (Divertikulitis):

akut	bei Perforation,
	(Blutung);
dringlich	bei Abszeß;
elektiv	bei Stenose,
	Fisteln,
	rezidivierender schwerer Blutungen,
	rezidivierenden Entzündungsschüben.

Operationsvorbereitungen

Die Operationsvorbereitung bei Patienten mit Dünn- und Dickdarmerkrankungen verfolgt 3 Ziele:

1) Präoperative Darmreinigung. Hierzu haben sich 2 Prinzipien durchgesetzt, nämlich die perorale Darmlavage sowie die Ernährung mit voll resorbierbaren nährstoffdefinierten Diäten. Allerdings kann eine derartige Ernährungstherapie nur dann greifen, wenn sie über einen Zeitraum von 14 Tagen durchgeführt werden kann. Sie kann unterstützt werden durch salinische Abführmaßnahmen und Einläufe. Dies gilt vor allem, wenn drohende Dekompensation einer Stenose oder eine kardiale Insuffizienz die perorale Darmspülung verbieten.

2) Die Reduktion des Infektionsrisikos. Es ist zweifelsfrei bewiesen, daß eine perioperative Infektionsprophylaxe zu einer deutlichen Senkung des postoperativen Infektionsrisikos in der Darmchirurgie führt. Dies ist die einzige gesicherte Indikation für eine Infektionsprophylaxe in der Allgemeinchirurgie.

3) Die Verbesserung des Ernährungszustands. Die Mehrzahl der kolorektalen Karzinompatienten weist keine gravierenden Ernährungsstörungen auf. Kommt es zum Gewichtsverlust, so ist dieser ein Spätzeichen und prognostisch ungünstig. Lediglich rechtsseitige Karzinome können frühzeitiger einen Gewichtsverlust bewirken, ohne daß hierin ein Signum mali gesehen werden muß. Bei Patienten mit entzündlichen Darmkrankheiten hat die Ernährungstherapie 2 Ziele:

- Beseitigung der oft gravierenden und einer Operation u. U. absolut entgegenstehenden Stoffwechselstörungen und
- die Ausheilung von Sekundärinfektionen im Gefolge der krankheitstypischen Komplikationen auf dem Wege einer funktionellen Darmausschaltung.

Die Infektionsquellen bei entzündlichen Darmerkrankungen sind außerordentlich vielfältig, wobei bestehenden septischen Komplikationen aus Fisteln und Abszessen, aber auch der mit der durchlässig gewordenen Darmwand bedingten lymphangischen und lymphonodulären Besiedlung sowie der bakteriellen Überwucherung vor Stenosen eine besondere Bedeutung zukommt. Zu den originären chirurgischen Erfahrungen der Behandlung entzündlicher Krankheitsbilder, die wegen der ungünstigen Ausgangsbedingungen oft mehrzeitig operiert werden mußten, gehört das Wissen um die Ausheilung derartiger entzündlicher Komplikationen nach Ausschaltung des Darms aus der Kotpassage. Sie geht einher mit einer signifikanten Erholung des Patienten. Gleichwohl bedeutet sie keine definitive Therapie, da schwerwiegende Rezidive im ausgeschalteten Darmabschnitt jederzeit möglich sind. Mit der Entwicklung voll resorbierbarer Diäten bestand nunmehr die Möglichkeit, das Prinzip der Ausschaltung als funktionelle Ausschaltung konservativ zu erreichen. Nach Erfahrungen, die seit etwa 1977 in Hamburg v. a. gemeinsam mit Müller-Wieland in der interdisziplinären Betreuung dieser Patientengruppe gewonnen wurde, hat sich empirisch ein Zeitraum von 6–8 Wochen zu Erreichung dieses Therapiezieles herauskristallisiert. Zwar erfordert eine derart lange Vorbereitungszeit eine besonders aufgeschlossene Kooperation, wobei die oft deutliche Erholung der Betroffenen der Akzeptanz einer Operationsnotwendigkeit im Wege stehen kann, die Verbesserung der postoperativen Ergebnisse ist jedoch so eindrucksvoll, daß ich auf diesen Vorbereitungsweg nicht mehr verzichten möchte. So gelang es, die Primärheilungsquote von unter 50 auf fast 90% zu steigern, wobei sich die schweren septischen Verläufe fast vollständig vermeiden ließen. Vor allem aber war die vorher bedrückend hohe Letalität, die überwiegend durch postoperative septische Komplikationen bedingt war, von annähernd 18% auf unter 1% zu senken. Mit dieser dramatischen Verbesserung der Leistungsbilanz konnte damit auch das Idealziel jeglicher chirurgischer Therapie, die Einzeitigkeit, realisiert werden.

Operationstaktische Prinzipien

Dreizeitiges Vorgehen: 1) ausschaltendes Stoma,
       2) Resektion des erkrankten Darmabschnitts,
       3) Stomarückverlagerung.
Zweizeitiges Vorgehen: 1 a) Resektion mit protektivem Stoma
       oder
       b) Inkontinenzresektion,
       2 a) Stomarückverlagerung,
       b) Passagewiederherstellung.
Einzeitiges Vorgehen: primäre Rekonstruktion.

Die schon mehrfach angesprochenen Risiken der intestinalen Chirurgie geben den operationstaktischen Erwägungen ein überproportionales Gewicht. Eingedenk des Leitspruchs, daß Sicherheit vor Schnelligkeit und Annehmlichkeit zu gehen habe, wurde diese Chirurgie lange durch dreizeitiges Vorgehen, d. h. primäre Ausschaltung des Krankheitsprozesses durch ein vorgeschaltetes Stoma, Resektion des Krankheitsherds und Wiederherstellung der Darmpassage nach Heilung der Anastomosen beherrscht. In Notfallsituationen wie dem dekompensierten Ileus oder dem toxischen Megakolon (dann multiple Enterostomien nach Turnbull) hat dieses Vorgehen unverändert seine Gültigkeit.

Beim zweizeitigen Operieren herrschen 2 Überlegungen vor:

- Die Ausschaltung einer gefährdeten aboralen Anastomose durch ein vorgeschaltetes, sog. protektives Stoma, zumeist am Colon transversum, mit Rückverlagerung des Stomas nach Ausheilung der Anastomose. Diese Indikation ist mit Einführung der oben erwähnten Vorbereitungsmöglichkeiten in der Darmchirurgie weitgehend entbehrlich geworden.
- Speziell in der Notfallchirurgie sowie bei gefährdeten Kranken kann das Risiko einer Anastomose vermieden werden, wenn nach Entfernung des erkrankten Darmabschnitts das orale Darmende als endständiges Stoma ausgeleitet wird, während das aborale Ende entweder blind verschlossen (Typ Hartmann) oder aber ebenfalls bei genügender Länge als Stoma (Typ Mikulic-Bloch-Devine) eingepflanzt wird. Wenn es die Gesamtumstände des Kranken erlauben, kann in einer 2. Operation die Darmpassage wiederhergestellt werden.

Mit den heutigen Vorbereitungsmöglichkeiten läßt sich das Prinzip der Einzeitigkeit überwiegend realisieren und damit auch für diese chirurgische Aufgabe das Ideal jeder Therapie („ut cito, ut celeriter, ut jucunde") erreichen. Gerade darum erhält die Vorbereitung besonderes Gewicht. Die Zeit, die hier investiert wird, wird bei glattem Heilungsverlauf leicht wieder gewonnen, ganz zu schweigen von der Vermeidung der therapeutisch ungleich aufwendigeren, langwierigen und auch oft lebensbedrohlichen postoperativen Komplikationen.

Postoperative Folgezustände

Länge und Anpassungsfähigkeit des Dünndarms sowie der vergleichweise geringe funktionelle Wert des Kolons, das man grob vereinfachend als ein Komfortorgan bezeichnen kann, belasten Resektionsbehandlungen am Darmtrakt bei störungsfreier Heilung funktionell nur im geringen Maß. Am Dünndarm sind es die im Gefolge mehrfacher Crohnoperationen sich entwickelnden Kurzdarmsyndrome sowie gelegentlich aus Verwachsungen resultierende Beschwerden. Dabei können die im Zuge von Kurzdarmsyndromen zu beobachtende mächtige Erweiterung des Dünndarms über rezidivierende Invaginationen oder bridenbedingte Abschnürungen, Rezidiväquivalente bei M. Crohn vortäuschen.

Im übrigen ist die Resektionsbehandlung im ileokolischen und Kolonbereich funktionell praktisch nicht belastet (Tabelle 1), sieht man von einer initialen Durchfallneigung bei Resektion der Bauhin-Klappe ab, speziell bei Rechtshemikolektomie. Resorptionsausfälle bei Ileumresektionen können vornehmlich für Gallensäuren, Vitamin B_{12} und sporadisch fettlösliche Fraktionen beobachtet werden.

Funktionell relevante Folgen sind nur bei rektalen Anastomosen zu erwarten, wenn diese die Funktion des Kontinenzorgans, also der Funktionseinheit aus Anus

Tabelle 1. Funktionell relevante Folgen nach kontinenzerhaltenden Kolonoperationen

Operationstyp	Folgen	Kompensation
1) Kolonresektion		
a) Hemikolektomie rechts	Initiale Durchfallneigung	Vollständig
b) Sonstige	Keine	–
2) Anteriore Rektumresektion	Kurzfristig	Vollständig
a) Rektumrest > 10 cm	Imperativer Stuhldrang	
b) 5–10 cm	Mehrmonatig	
	Imperativer Stuhldrang	Vollständig
c) < 5 cm	Imperativer Stuhldrang	Nur bedingt,
	Kontinenzstörungen	Anpassung durch Training
3) Koloanostomie	Kontinenzstörungen	Bleibend
4) Durchzugoperation	Kontinenzstörungen	Nur mäßig, ungünstiger als II c, besser als III
5) Ileorektostomie Rektumrest > 10 cm	Stuhlfrequenz 3–5/Tag Krankheitsrezidiv im Rektumrest	Gute Anpassung
6) Ileorektostomie mit Mukosektomie und Pouchbildung	Stuhlfrequenz 3–5/Tag Pouchitis	Gut bis befriedigend Noch keine Langzeitergebnisse

und Rektumampulle, berühren. Hier führt der Reservoirverlust bei der tiefen Resektion zu einem für die Betroffenen u. U. sehr quälenden imperativen Stuhldrang, der um so länger anhält, je tiefer die Nahtlinie an der Linea dentale lokalisiert ist. Die Vorstellung, das anastomosierte Kolon würde die Funktionen eines „Neorektum" übernehmen, treffen nach meinen Erfahrungen nicht zu. Die funktionelle Verbesserung ist lediglich auf das Konto eines Trainingsgewinns zu buchen. Folglich werden koloanale Anastomosen oder Durchzugsoperationen, die diese Funktionseinheit noch gravierender beeinflussen, nie zu einer befriedigenden Wiederherstellung der Kontinenz führen.

Kann ein genügender Rektumrest bei Totalerkrankung des Kolons erhalten werden, so bedeutet die Ileorektostomie eine funktionell zufriedenstellende Alternative. Mittelfristig spielt sich hier eine kontrollierte Entleerung von 3–5 breiigen Stühlen ein, wenn der Rektumrest länger als 10 cm belassen werden kann. Damit ist dem Betroffenen ein erträgliches Auskommen möglich.

Bei der Colitis ulcerosa mit ausgeprägter Rektumbeteiligung sowie der familiären Adenomatose wird mit der Mukosektomie und Ileorektostomie mit Bildung eines Ileumreservoirs ein neuer Weg beschritten, der auch dieser Krankengruppe die Möglichkeiten einer Kontinenzerhaltung eröffnet. Die Ansätze dieses technisch aufwendigen Verfahrens stimmen hoffnungsvoll, allerdings überschauen wir noch keine hinreichend lange Nachbeobachtung.

Stomaproblematik

Aus Sicht der Betroffenen bedeutet die Notwendigkeit einer Stomaanlage immer eine schwerwiegende Zäsur ihrer Biographie. Die vielfältige Emotionalisierung des Defäkationsvorgangs, von traumatisierenden frühkindlichen Erlebnissen bis hin zu den verbalen Eruptionen der Fäkalsprache, geben dieser operativen Maßnahme, die zu den sichersten operativen Verfahren überhaupt zählt, ein außerordentliches Gewicht. Auch die Tatsache, daß die heutigen Versorgungsmöglichkeiten eine praktisch vollständige Rehabilitation eines jeden Stomaträgers erlauben sollten, hat den fatalen Rang dieser Maßnahme nicht mindern können.

Indikationen zur Stomaanlage:

definitiv   aus Gründen der Radikalität, bei Mitbeteiligung des Kontinenzorgans;
palliativ   bei Irresektabilität eines pelvinen Karzinoms,
              Ausschaltung eines Krankheitsprozesses;
passager   bei notfallmäßiger Entlastung (speziell Ileus),
              mehrzeitigem Vorgehen bei erhöhtem Operationsrisiko,
              protektiv,
              postoperativen Komplikationen.

So gilt heute in der Chirurgie den Bemühungen zur Vermeidung von Stomaanlagen bzw. bei deren Notwendigkeit der Entwicklung von Hilfskonstruktionen, die eine kontinenzähnliche Leistung vortäuschen (z. B. Erlanger Magnetverschluß, autotransplantierter Darmmuskel, Reservoirbildungen) eine ungleich größere Aufmerksamkeit als der eigentlichen Stomatherapie, obwohl gerade hier trotz aller Bemühungen noch mancherlei Defizite zu beklagen sind. Die Erfahrungen aus der

Stomaberatungspraxis zeigen, daß fast die Hälfte aller Versorgungsprobleme von Stomaträgern aus operationstechnischen Fehlern wie Fehlpositionen, Anlage in längeren Inzisionen, in Hautfalten, in geschädigten Haut- oder Bauchwandarealen, mit prästomaler Syphonbildung und ähnlichem mehr bedingt sind. Zwar kann hier generell ein vermehrtes Problembewußtsein konstatiert werden, zu dem insbesondere auch die Selbsthilfeorganisation der Stomaträger, die Deutsche ILCO, in vorbildlicher Weise beigetragen hat, gleichwohl wird bei einer derart erkennbaren Häufung operativer Fehler die „Dunkelziffer" einer ungenügenden prä- und postoperativen Versorgung von Stomapatienten erheblich sein. Stomatherapie kann sich nicht in der Applikation eines wie auch immer gearteten Auffangsystems erschöpfen. Sie muß im unmittelbaren Zusammenhang mit der Indikationsstellung präoperativ beginnen, wobei die Problematik in mehreren Aufklärungsgesprächen, in Anschauungsmaterial und auch und gerade in der Begegnung mit Gleichbetroffenen, die mit einem Stoma leben gelernt haben (z. B. *ILCO-Besucherdienst*), erarbeitet werden muß. Hierzu gehört auch die präoperative Festlegung und Erprobung einer optimalen Stomaposition. Ein über der Stomanotwendigkeit verzweifelter Patient wird den vielfältigen Fährnissen der großen Operation einer Rektumexstirpation ungleich weniger Widerstand entgegen setzen als ein in sich Gefaßter.

Diese Linie des behutsamen Heranführens an die Probleme, das schrittweise Einweihen des Patienten in den Umgang mit dem Stoma, das Erlebenlassen seiner anfänglichen voraussehbaren Mißerfolge unter dem bergenden Schirm einer Klinik, gilt es postoperativ konsequent fortzuführen. Ein liebevoll engagiertes Pflegepersonal leistet hier Vorzügliches, zumal das Ideal einer geschulten Stomatherapeutin für das Gros der Krankenhäuser Utopie bleiben wird.

Die Versorgungspalette, die heute industriell angeboten werden kann, aber auch das Engagement vieler Sanitätshäuser, Stomaberatungsärzte und Stomatherapeuten sollte in jedem Fall eine individuelle und problemlose Stomaversorgung ermöglichen. Die Mehrzahl der dann noch bestehenden Schwierigkeiten läßt sich im Kreis Gleichbetroffener wie der *Deutschen ILCO* dann auch lösen. Nur für eine Minderzahl von Patienten ergeben sich aus dem Stoma selbst oder aus Problemen, die auf das Stoma projiziert werden, so schwerwiegende Verhaltensstörungen, daß sie einer speziellen psychosomatisch orientierten Therapie zugeführt werden müssen. Dabei ist zu bedenken, daß sich Probleme aus der Grundkrankheit, seien es die nicht bewältigten des Krebsleidens oder die in die Kolitisproblematik hineinspielenden, wie sie Gegenstand dieses Symposions sind, mit der Stomaproblematik in einer sehr komplexen Weise vermengen können.

Neben diesen sehr allgemeinen Feststellungen, die alle Stomaträger betreffen, sind die speziellen Probleme zu sehen, die die Träger von Sigmakolostomien und Ileostomien unterscheiden. Bei der 1. Gruppe handelt es sich fast überwiegend um ältere Patienten mit einem Krebsleiden, die akut mit der Notwendigkeit konfrontiert werden. Sie müssen sich in kurzer Zeit nicht nur mit dem Problem des Krebses sondern auch einer gravierenden Operationsfolge auseinandersetzen und sind dabei auch vom Alter und den hierin begründeten, intellektuellen psychischen und sozialen Schwierigkeiten oft überfordert. Das Stoma verstärkt die Neigung zu Resignation und Rückzug bis zur vollständigen Infantilisierung. Da der Krebs mehrheitlich nicht als Krankheit erlebt wurde, erhalten die unvermeidlichen postoperativen Folgezustände ein ungleich höheres Gewicht.

Ganz anders ist die Situation des Ileostomieträgers, soweit es sich um entzündliche Darmkrankheiten handelt. Für ihn steht die Stomaanlage am Ende eines Leidenswegs. Die Einsicht in die Unvermeidlichkeit kann langsam reifen. Hier wirkt die Operation fast wie eine Art Erlösung, die zumindest für Patienten mit einer Colitis ulcerosa in eine somatische Gesundung einmündet. Das Erlebnis des postoperativen Aufblühens, die Erkenntnis der ganzen Tragweite der eliminierten Krankheit, die erlebbar werdende Gesundung vermitteln einen Optimismus, der die ungleich größeren Probleme der Ileostomie viel leichter ertragen läßt als die vergleichsweise geringfügigen des Sigmakolostomieträgers. Die Probleme des Ileostomieträgers kommen später, zumeist nach 2–3 Jahren, wenn der angesprochene Elan unter den Banalitäten des Alltags zu erlöschen beginnt, wohl aber die nicht aufgearbeiteten Probleme aus der Krankheitsphase weiter wirken und nun u. U. zu gravierenden Fehlleistungen führen. Herr Freyberger und Herr Klußmann werden hierzu berichten. Dagegen wird der Träger einer Sigmakolostomie, wenn ihm die Problemverarbeitung gelingt, was bei etwa 80% der Betroffenen vorausgesetzt werden kann, in eine zunehmende Stabilisation und Normalisierung seiner Lebensumstände eintreten und schließlich auch das Stoma als einen Preis für eine wiedergeschenkte Lebensspanne empfinden, eine Erkenntnis, die einen nicht unbeträchtlichen Motivationsschub in Richtung auf ein bewußteres Leben beinhaltet.

Überschattet wird die Situation der Stomaträger allerdings durch die Komplikationsanfälligkeit der Konstruktion. Die Schaffung einer artifiziellen Bruchlücke im Gefüge der Bauchdecke bewirkt ein kumulatives globales Risiko zur Entwicklung einer peri- oder parastomalen Hernie von deutlich über 40%. Die lockere Aufhängung des Darmes in der Bauchhöhle, insbesondere beim Querdarmafter begünstigt die Entstehung von Prolapsen eines oder beider Darmschenkel, wobei die mukokutane Narbe als Hypomochlion für die Auswendung des Darmes fungiert (ca. 15%). Deutlich seltener ist die Ausbildung einer vorwiegend kutan fixierten Stenose infolge Einheilungsstörungen und/oder Versorgungsfehler durch zu weite Beutelöffnungen mit Induktion einer chronischen kotigen Dermatitis im exponierten Hautbereich. Die Retraktion beruht mehrheitlich auf einem operationstechnischen Fehler durch Ausleitung eines Stomas unter Spannung, seltener ist sie eine Folge schrumpfender Entzündungsprozesse in der Stomaumgebung. Nicht selten kombinieren sich diese Komplikationen, so v. a. Hernie und Prolaps sowie Stenose und Retraktion. Dagegen hat das Hauptproblem der früheren Stomaträger, die peristomale Dermatitis, angesichts der heute verfügbaren Hautschutzmöglichkeiten nur noch eine geringe praktische Bedeutung. Mehrheitlich sind Hautprobleme durch eine Kontaktdermatitis bei Materialunverträglichkeit bedingt, die durch einen Produktwechsel meist leicht zu beheben ist. Hiervon abzugrenzen sind die eitrig-entzündlichen Komplikationen des parastomalen Abszesses, periostomaler Fisteln und eines Crohnrezidivs im Stomabereich. Zu beachten ist, daß bei Patienten mit einer Ileostomie bei M. Crohn das Stoma selbst keine crohntypischen Veränderungen zeigen muß, vielmehr die Läsionen erst im Bauchdeckenniveau beginnen. Derartige Rezidive geben sich durch z. T. rapide steigende Auswurfleistungen (über 4 l) zu erkennen.

Als weitere Komplikationen sind zu nennen:

die an sich harmlosen, zu Blutungen disponierenden entzündlichen Granulations-
polypen infolge mechanischer Irritation am Stomarand oder auf der Schleimhaut
prolabierende Stomata, die offensichtliche Begünstigung der Entwicklung metachroner Neoplasien, seien es Adenome oder auch echte Stomakarzinome. Von diesen sind die zumeist in den ersten Jahren postoperativ sich entwickelnden metasta-
tischen Karzinome abzugrenzen, die aus Impfmetastasen am Stomarand oder
durch Kontinuitätswachstum entstehen. Neben diesen speziellen Tumorformen
muß die Nachsorge des Stomaträgers nach Karzinomoperationen das erhöhte
Risiko der Entwicklung metachroner Karzinome im Restkolon bedenken.

Schließlich sei noch die in Ausbildung einer ischämischen Kolitis bei sehr alten
Kranken erwähnt.

Man muß wissen, daß die Mehrzahl der stomaimmanenten Komplikationen sich
mit vergleichsweise geringem Aufwand operativ korrigieren läßt. Problematischer
ist häufig die Korrektur operationstechnischer Fehler, die im Extrem in der Trans-
position des Stomas einmünden kann. Dieses Wissen und die Häufigkeit von Stomakomplikationen bedingen die Notwendigkeit einer sachkundigen Nachsorge
unabhängig vom Grundleiden.

Die vielfältigen Störungen, die sich aus der Proktektomie ergeben, können in diesem Kontext nur anklingen. Sie betreffen einerseits Lageveränderungen und Inner-
vationsstörungen der Urogenitalorgane, Veränderungen der Beckenbodenstatik,
Entwicklung von Spätabszessen in der Sakralhöhle und Narbensinus, Adhäsions-
beschwerden bis hin zum Ileus durch Fixation von Darmschlingen am Beckenbo-
den und schließlich als häufigste und gravierendste die Ausbildung eines lokalen
Tumorrezidivs.

Wenn also einerseits gesagt wurde, daß die Stomaproblematik heute viel von
ihren Schrecknissen eingebüßt hat, vorausgesetzt es erfolgt eine suffiziente Stomatherapie, so zeigen andererseits die teilweise nur angedeuteten Schwierigkeiten
auch, daß die Vermeidung von Stomaanlagen ein hochrangiges chirurgisches Ziel
sein muß. So sollen diese Ausführungen mit einigen Hinweisen auf die sich hier
abzeichnenden Möglichkeiten ausklingen.

Möglichkeiten der Vermeidung von Stomaanlagen:

- einzeitige Elektivoperationen,
- Verbesserung der tiefen anterioren Resektion,
- Ileorektostomie
  (Rektum nicht oder nur gering erkrankt),
- Ileorektostomie mit Mukosektomie und Pouchbildung
  (Rektum erkrankt, analer Verschlußapparat intakt),
- lokale Tumorexstirpation
  (strenge Indikationsgrundlagen),
  a) transanale Operationen,
  b) transsphinktere Operationen (Mason),
  c) posteriore Rektotomie (Wölffler).

Von der Zahl her sind dies sicherlich die Vermeidung passagerer Stomata durch die
Verbesserungen der operationsbegleitenden Therapie und der technischen Vervoll-

kommnung der anterioren Resektion, wobei auch bei einer sehr tiefen anterioren Resektion Kontinenzeinbußen von den Betroffenen immer noch als weniger gravierend erlebt werden als eine alternative Stomaanlage, obgleich objektiv betrachtet manchem mit einem Stoma besser gedient wäre als mit einer schlecht funktionierenden Kontinenz. Dies zeigen besonders Erfahrungen mit Patienten, bei denen wegen eines Tumorrezidivs nach tiefer anteriorer Resektion eine Exstirpation des Rektumrestes erforderlich wurde.

Kann bei entzündlichen Darmkrankheiten das Rektum erhalten werden, so ist immer eine Ileorektostomie gerechtfertigt, auch auf die Gefahr hin, daß später doch eine Exstirpation des Rektumrestes erforderlich wird. Die Literaturangaben über die Notwendigkeit einer sekundären Proktektomie schwanken zwischen 20 und 70%. Sie liegen bei den eigenen, allerdings sehr sorgfältig ausgewählten Patienten noch unter 20%, wobei die generellen Erhaltungschancen beim M. Crohn insgesamt ungünstiger sind als bei der Colitis ulcerosa. Inwieweit die Ileorektostomie mit Mukosektomie und Reservoirbildung eine tragfähige Alternative zur konventionellen oder auch Kock-Ileostomie werden wird, läßt sich derzeit noch nicht absehen. Hier fehlen v. a. noch Langzeitergebnisse, wobei die Maßnahme wegen des erhöhten Rezidivrisikos eines M. Crohn in einem Reservoir nur bei der Colitis ulcerosa und familiären Adenomatosen indiziert ist.

Den lokalen Tumorexstirpationen mit kurativer Intention ist ein sehr strenger Indikationsrahmen vorgegeben, der auch speziell an eine gut funktionierende Kooperation mit dem Pathologen geknüpft ist. So können nur T1-Tumoren, die sich exophytisch und allenfalls oberflächlich ulzerierend entwickeln, die histologisch hoch differenziert sind und deren Durchmesser 2 cm nicht überschreitet, lokal kurativ, sei es transanal oder durch Freilegung des Rektums von dorsal nach Mason oder Wölffler angegangen werden. Für Grenzsituationen mag eine adjuvante Strahlentherapie mit 50-Gy-Herddosis das Rezidivrisiko zu senken. Bei sehr alten und schwer kranken Patienten kann schließlich durch den vergleichsweise wenig belastenden Eingriff der transanalen Tumorreduktion in Verbindung mit Strahlentherapie eine zufriedenstellende Palliation erreicht werden, die eine Stomaanlage entbehrlich macht bzw. den Indikationszeitpunkt deutlich hinausschieben kann. Gerade bei dieser Indikation ist zu bedenken, daß für diese sehr gefährdete Patientengruppe allein schon die Stomaanlage eine Letalität über 20% aufweist.

Schlußbetrachtung

Die chirurgischen Aufgabenstellungen bei den angesprochenen Krankheitsbildern sind ausgesprochen vielfältige. Hieraus und aus der wachsenden Zahl einschlägiger Erkrankungen, v. a. aber aus dem differenzierten Lösungsangebot für die anstehenden Probleme erwächst auch die besondere Faszination, die sie auf den Chirurgen ausüben. Hier sind in der Vergangenheit beachtliche Fortschritte erreicht worden. Darüber sollte jedoch nicht vergessen werden, daß noch viel bedeutsamer gerade für diese Patientengruppe die Aufbrechung der fachspezifisch engen Grenzen und die interdisziplinäre Orientierung geworden ist. Das Wissen um die Möglichkeit des eigenen therapeutischen Reservoirs darf nicht den Blick für dessen Defizite verstehen.

Literatur

Feil H (1984) Stomapflege. Schlüter'sche Verlagsanstalt, Hannover
Gall FP, Groitl H (Hrsg) (1982) Entzündliche Erkrankungen des Dünn- und Dickdarmes. Perimed-Fachbuch-Verlagsgesellschaft mbH, Erlangen
Goebell H, Hotz J, Farthmann EH (Hrsg) (1984) Der chronisch Kranke in der Gastroenterologie. Springer, Berlin Heidelberg New York Tokyo
Heberer G, Schweiberer L (Hrsg) (1981) Indikation zur Operation. 2. Auflage, Springer, Berlin Heidelberg New York Tokyo
Reifferscheid M (Hrsg) (1983) Rektumkarzinom. Thieme, Stuttgart, New York
Ottenjahn R, Fahrländer H (Hrsg) (1983) Entzündliche Erkrankungen des Dickdarms. Springer, Berlin Heidelberg New York Tokyo
Säuberli H, Hefti ML, Landolt R (1985) Intestinale Stomata. Huber, Bern Stuttgart Toronto
Welvaart K, Blumgart LH, Kreuning J (eds) (1980) Colorectal Cancer. Leiden University Press, Boston London
Winkler R (1984) Ano-rektale Kontinenz. Zuckschwerdt, Bern Wien München
Winkler R (1985) Stomatherapie, 2. Auflage, Thieme, Stuttgart New York

Die prä- und postoperative Situation des magenkranken Patienten – Ergebnisse einer prospektiven integrierten psychosomatischen Untersuchung

G. Overbeck

Man schätzt, daß etwa 10% der männlichen Bevölkerung in westlichen Industriestaaten an einem Magengeschwür erkranken (Bräutigam 1973). Oft bleibt es bei einer einmaligen Erkrankung, in vielen Fällen folgen aber auch Rezidive, es kommt bei ca. 30% der Ulkusträger (Holtermüller 1982) zu einer chronischen Ulkuskrankheit. Ob dann konservative oder operative Verfahren angezeigt sind, bleibt – von den bekannten Notfällen abgesehen – häufig strittig. Es werden sowohl ständig neue internistisch-pharmakotherapeutische Verfahren entwickelt als auch die chirurgischen Behandlungsmethoden verfeinert, um die jeweiligen Ergebnisse zu verbessern. Über die Spontanheilungen wissen wir bedauerlicherweise nichts, über Langzeitverläufe unter konservativer Behandlung und deren Erfolgsquoten nur sehr wenig. So kommt Fry (1964) bei Patienten aus der Allgemeinpraxis zu dem Ergebnis, daß die Symptome 8 Jahre nach Diagnosestellung ihren Höhepunkt erreichen, aber durchschnittlich auch nach 10 Jahren verschwinden. Von stationären Patienten berichten Greibe et al. (1977), daß nach 13 Jahren nur die Hälfte noch Symptome hatte. Interessant ist in diesem Zusammenhang auch die Bemerkung des Internisten Hansky (1980): „Wir stehen vor der Tatsache, daß diese (konservativen) Mittel zwar das Geschwür heilen, nicht aber die Krankheit beseitigen". Es fällt auf, daß das hauptsächliche Interesse in der Literatur den Operationsversagern gilt. Es wird berichtet, daß sich unter ihnen – im Vergleich zu den mit Erfolg operierten Ulkuskranken – mehr psychiatrisch auffällige Patienten (Pascal u. Thoroughman 1974), eine Häufung hypochondrischer, hysterischer und depressiver Merkmale im MMPI (Weiner 1956) und insgesamt ein höherer Grad an Neurotizismus im Eysenck Personality Inventory (Mc Coll et al. 1971) finden. Bei Life-event-Untersuchungen kommen höhere Werte auf den Deprivations- und Frustrationsskalen (v. a. die ersten 10 Lebensjahre betreffend) zustande (Pascal u. Thoroughman 1964, 1966, Mc Coll et al. 1971). An aktuellen prognostisch ungünstigen Umständen werden schlechtere soziale Verhältnisse und unbefriedigende Arbeitsplatzsituationen (Weiner 1956, Szasz 1947) herausgestellt. Man weiß außerdem aus einer englischen Untersuchung von Cay et al. (1975), daß die allgemeinen sozialen Lebensbedingungen der Patienten für den Erfolg oder Mißerfolg der operativen Behandlung Einfluß haben. Das heißt, Einkommen, Wohnung, Art der beruflichen Tätigkeit entscheiden mit darüber, ob weiterbestehende Magenbeschwerden so kompensiert werden können, daß die Patienten doch eine insgesamt befriedigende Lebensqualität erreichen und damit auch den Operationserfolg als günstiger einschätzen. Schon die Möglichkeit zur Einnahme häufigerer Mahlzeiten und abwechslungsreicher

Diät wie auch ein bestimmtes Kontrollverhalten und Kompensationsmöglichkeiten auf anderen Gebieten setzen i. allg. einen höheren Sozialstatus voraus. Umgekehrt sind die Eingliederungsmöglichkeiten von Patienten in allgemein schlechten sozialen Bedingungen sehr begrenzt, so daß sich auch geringe persistierende körperliche Beschwerden in ganz anderem Ausmaß störend auf die Lebensqualität auswirken. Damit gibt sich natürlich ein Psychosomatiker noch nicht zufrieden, denn er geht ja davon aus, daß das Magengeschwür in Zusammenhang mit chronischen psychosozialen Konflikten steht und daß diese erst anders gelöst werden müssen, bevor die Ulkuskrankheit ausheilen kann. Vorhin genannte Konditionen mögen zwar die Krankheitsverarbeitung erleichtern oder behindern, sie sind aber nicht unbedingt primär kausal. Was sich denn nach der Operation bei den erfolgreich operierten Ulkuskranken so verändert hat, daß sie nun – im weitesten Sinne – nicht mehr krank sind oder worunter sie jetzt leiden, muß noch genauer hinterfragt werden. Auf diese Frage gibt es aber in der Literatur keine Antwort, da sie *so* meist nicht gestellt wurde. Die Untersuchungen sind fast alle katamnestisch, symtomorientiert, vergleichend auf die Operationsversager konzentriert. Erst vor dem Hintergrund eines psychosomatischen Krankheitsbegriffs und einer patienten- nicht symptom-orientierten Erfolgsbeurteilung, die also neben den körperlichen auch die seelischen und sozialen Bereiche einschließt, kann selbst der Operationserfolg verdächtigt werden. In dieser Weise hinterfragten z. B. Browning et al. (1953), die in einer katamnestischen Untersuchung feststellten, daß es zwar nach chirurgischer Behandlung bei 60% der Patienten zu einer Verminderung der Magensymptomatik gekommen war, dafür aber andere Beschwerden wie rheumatische Arthritis, Hypertonie, Migräne, Hauterkrankungen und psychoneurotische Symptome in den Vordergrund getreten waren. Bei einer Auflistung der Beschwerden in Symptomscores ergab sich, daß die Summe der Beschwerden dieser Patienten genauso hoch war wie das derjenigen Ulkuskranken, bei denen weiterhin eine konservative Behandlung durchgeführt worden war und die weiter unter ihrer Magensymptomatik litten. Eine neuere Untersuchung (Köhle 1982) ergab bei 30% der erfolgreich operierten Patienten einen (körperlichen) Symptomwandel von Krankheitswert.

Eigene Untersuchungen

Es soll nun über die eigenen Erfahrungen berichtet werden, die der Zusammenarbeit mit der chirurgischen Universitätsklinik Marburg entstammen und sich auf prä- und postoperativ untersuchte Ulcus duodeni-Patienten beziehen. Die Patienten wurden nach durchschnittlich 10jähriger Krankheitsdauer einer proximalen selektiven Vagotomie (mit Drainage und Pyloroplastik) zugeführt. Während die obengenannten Untersuchungen alle retrospektiv durchgeführt wurden, hofften wir bei prospektiver Projektplanung auch Ergebnisse zur Vorhersagbarkeit des Operationserfolges zu erhalten. Wir führten deshalb bereits präoperativ ein psychoanalytisch orientiertes Erstgespräch durch, erhoben die Sozialanamnese, ließen die Patienten einen Fragebogen für ihre Körperbeschwerden (GBB nach Brähler u. Scheer 1983) und einen Persönlichkeitstest (Gießen-Test nach Beckmann u. Richter 1975) ausfüllen. Über die dabei gewonnenen Ergebnisse haben wir an anderer Stelle (Overbeck u. Biebl 1975, Eckensberger, Overbeck, Biebl 1976, Eckensberger, Overbeck, Wolff 1977) ausführlich berichtet. Hier möchte ich nur einen zusammenfassenden Überblick geben, der sich speziell auf den Vergleich der prä- und postoperativen Befunde konzentriert.

Bei der Einjahreskatamnese stellten wir zunächst fest, daß von 65 Patienten, bei denen die Indikation zur Operation vom Chirurgen gestellt worden war, 14 die Operation verweigert hatten, 8 operierte Patienten nicht mehr zu der gesamten Nachuntersuchung erschienen, so daß sich unsere Ergebnisse im folgenden auf 43 operierte Patienten beziehen. Der Operationserfolg konnte bei 32 Patienten mit sehr gut bzw. gut eingestuft werden, bei 11 Patienten mit genügend bzw. ungenügend. Diese Einstufung erfolgte sowohl vom Patienten wie auch vom Chirurgen nach der sog. Visick-Skala (Visick 1948). Zur Veranschaulichung sei gesagt, daß mäßige Magenbeschwerden mit zwischenzeitlicher Beschwerdefreiheit als genügender Operationserfolg eingestuft werden, als ungenügend (Stufe 4) erhebliche, dauerhafte Beschwerden. Der Operationserfolg war somit was die Magensymptomatik betrifft, bei 11 Patienten unbefriedigend. Bei den erfolgreich operierten Patienten stellten wir aber auch eine Reihe negativer postoperativer Veränderungen fest: zum einen ein relativ unscharfes Krankheitsbild, das sich aus einem allgemeinen Erschöpfungszustand, Herz- und Kreislaufbeschwerden und schmerzhaften Narbenbeschwerden zusammensetzte, zum anderen einen psychischen Syndromwandel in Richtung depressiver Zustände, gereizt-dysphorischer Verstimmungen und angstneurotischer Symptome. Ferner zeigten sich einige bedenkliche soziale Veränderungen wie anhaltende Arbeitsunfähigkeit bzw. drohende Berentung. Nimmt man nur die gravierenden postoperativen Veränderungen (Arbeitsunfähigkeit und/ oder schwerwiegende körperliche und/oder psychische Symptomatik) konnten wir bei 12 in bezug auf die Magensymptomatik erfolgreich operierten Patienten den Gesamterfolg der Behandlung auch nicht mehr als gut beurteilen, d. h., es ließ sich also insgesamt nur bei 20 von 43 nachuntersuchten Patienten ein rundum zufriedenstellendes Ergebnis konstatieren. (Overbeck et al. 1978).

Während wir bei der Einjahresnachuntersuchung eher global orientierend befragt hatten, um erst Tendenzen zu erkennen, führten wir die Vierjahreskatamnese systematischer und detaillierter durch (Möhlen et al. 1982). Beginnen wir wieder mit der Beurteilung nach Visick: Zu unserer großen Überraschung hatte sich der Operationserfolg stabilisiert, ja verbessert. Die Patienten stuften sich zu 80% mit sehr gut und gut ein (d. h. nur noch 6 von 41 gaben genügend/ungenügend an). Die Chirurgen beurteilten mit 85% den Erfolg noch etwas günstiger. Aber auch auf die Chirurgen wartete eine Überraschung. Nur in der Hälfte der (untersuchten) Fälle war die Säurereduktion (Pentagastrintest) ausreichend, außerdem stimmte die *nicht* ausreichende Säurereduktion tendenziell eher mit guter Visick-Beurteilung überein als mit schlechter. Allerdings fanden sich die gastroskopisch gesicherten 2 Rezidivulzera bei den Patienten mit nicht ausreichender Säurereduktion. Das heißt, der alte Satz: „Ohne Säure kein Ulkus" gilt, es gilt aber auch, daß Säure allein noch kein Ulkus macht, ja nicht einmal unbedingt Magenbeschwerden. Bei der *chirurgischen* Nachuntersuchung fiel überhaupt auf, daß keine statistisch signifikanten Korrelationen zwischen Säuresekretion, Befunden der Magen-Darm-Passage, der Gastroskopie (z. B. Pylorusenge, Bulbusdeformierung) und subjektiven Beschwerden (Visick-Skala) bestanden.

Bei der *psychosomatischen* Nachuntersuchung wurde mit jedem Patienten ein halbstrukturiertes Interview mit gezielten Fragen zum *Körperbereich,* zur sozialen Situation und zum psychischen Befinden geführt (auf einer 7stufigen Einschätzungsskala beurteilte der Untersucher gemeinsam mit dem Patienten die Differenz zwischen dem jetzigen und dem präoperativen Befund). Auch hierdurch wurde das Visick-Ergebnis weiter bestätigt. Die Magenbeschwerden aller Patienten waren im Mittel deutlich geringer als vor der Operation, der körperliche Gesundheitszustand und die Inanspruchnahme ärztlicher Hilfe waren insgesamt etwa gleich geblieben, wie auch die Leistungsfähigkeit. Demgegenüber hatten (im Mittel!) andere Erkrankungen zugenommen. Geht man ins Detail, läßt sich 1. eine hohe Streuung und 2. eine hohe Korrelation bestimmter Items untereinander feststellen. So korrelieren z. B. postoperativ weniger Magenbeschwerden signifikant mit den Angaben, auch weniger andere Erkrankungen zu haben, körperlich insgesamt gesünder zu sein, weniger ärztliche Hilfe in Anspruch genommen zu haben und eine bessere Leistungsfähigkeit zu besitzen. Diese Ergebnisse machen bereits darauf aufmerksam, daß es sich vermutlich um 2 entgegengesetzte Gruppen innerhalb der Ulkuspopulation handelt.

Für den *sozialen* Bereich kommt es zu ähnlichen Ergebnissen. Es gibt positive und negative Veränderungen und dadurch eine insgesamt hohe Streuung. Die geringste Bewegung betrifft die Wohnsituation. Bei Außenkontakten und Familienverhältnissen finden sich in etwa 40% Veränderungen, davon wird jeweils die Hälfte positiv bzw. negativ beurteilt. Die stärkste Veränderung ergibt sich im beruflichen Sektor. 7 Patienten sind berentet, 2 haben einen Rentenantrag gestellt (bei einem Durchschnittsalter von 42 Jahren), 12 Patienten konnten sich dagegen beruflich (Status, Verdienst, Berufswechsel) verbessern und sogar 21 erleben subjektiv ihre berufliche Situation als verbessert. Auch im sozialen Bereich zeigen sich wieder Interkorrelationen. Wenn von einem Patienten angegeben wird, daß er sich beruflich verbessern konnte, gibt er am ehesten auch gleichzeitig an, daß der Familien- und Kontaktbereich sich positiv verändert hat wie auch umgekehrt.

Die Items zum *psychischen* Befinden zeigten im Mittel die geringsten Veränderungen gegenüber der präoperativen Situation, allerdings auch wieder mit sehr streuenden Angaben. Auch hier korrelieren wieder gleichsinnig die negativen und positiven Abweichungen untereinander (z. B. innere Unruhe und Schonhaltung mit deprimierter und resignierter Stimmung oder neue Aktivitäten mit offenem Verhalten). Interessant ist nun die Interkorrelation der Stimmungswerte mit den Sozialangaben, weil sich zeigt, daß mehr Unruhe, größere Reizbarkeit, mehr Grund zum Klagen als präoperativ sowie negative Zukunftserwartungen, Depression und Resignation mit einer beruflichen Verschlechterung bzw. einem unangenehmen Erleben der Berufssituation korrespondieren. Stellt man dazu noch die Beziehung zum Operationsergebnis her, zeigt sich auch umgekehrt, daß eine günstige Einschätzung des Operationserfolgs (Visick) durch den Patienten mit einer beruflichen Verbesserung, positiver Veränderung der psychischen Befindlichkeit und einem allgemein besseren körperlichen Gesundheitszustand mit besserer Leistungsfähigkeit korrespondiert (s. Möhlen et al. 1982).

Diese Ergebnisse aus der psychosomatischen Nachbefragung werden ergänzt durch die *Testuntersuchungen.* So zeigt sich bei der statistischen Auswertung der Körperbeschwerden im *GBB,* daß auf Skalenebene die Magenbeschwerden deutlich abgenommen haben, während bei den Herz- und Gliederbeschwerden eine

Tendenz zur Zunahme besteht. Vergleicht man die präoperativen mit den postoperativen Angaben auf Itemebene, so zeigt sich, daß die größte Untergruppe aus 12 Patienten besteht, die 4 Jahre nach der Operation angeben, weniger Magenbeschwerden aber mehr Gliederschmerzen als vor der Operation zu haben, 6 Patienten haben jedoch weniger Magen- und weniger Gliederschmerzen und weitere 6 Patienten mehr Magen- und mehr Gliederschmerzen. Es findet sich auch hier wieder eine hohe Streuung der Differenzen, wenn auch im Mittel die Magenbeschwerden deutlich abgenommen haben. Vergleicht man zusätzlich die Patienten mit der Normalbevölkerung, zeigt sich, daß sie auch nach der Operation noch eine wesentlich höhere Klagsamkeit zeigen, und daß ihre häufigsten Beschwerden immer noch magen-darm-zentriert sind. Für einige Patienten kommt hinzu, daß andere Beschwerden, vorwiegend Gliederschmerzen, zugenommen haben und quasi an die Stelle der zurückgegangenen Magenbeschwerden getreten sind.

Testpsychologisch finden sich folgende Ergebnisse: Der *Gießen-Test* hatte präoperativ bestätigt, daß die Patienten gerade in den Items von der Normalbevölkerung abwichen, in denen es um den bekannten Grundkonflikt der Ulkuskranken geht: Ihre Liebes- und Genußfähigkeit ist nachhaltig gestört, aggressive Impulse (Neid, Ärger) können nicht offen ausgelebt werden, sondern werden gegen das eigene Selbst gewendet oder münden in eine gestörte Leistungs- und Arbeitsorientierung. 4 Jahre später hat sich daran praktisch nichts geändert, es sind immer noch folgende Items signifikant abweichend: Ich schätze, daß ich dazu neige, meinen Ärger in mich hinein zu fressen; ich halte mich oft für sehr bedrückt; ich mache mir Selbstvorwürfe, schaffe mir im Leben besonders viel Mühe, bin im Vergleich zu anderen wenig erlebnisfähig etc. Man könnte also sagen, die psychische Struktur der Patienten, ihre Grundhaltung ist unverändert geblieben.

Diskussion

Insgesamt bringen die Ergebnisse mehr Überraschungen und Uneinheitlichkeit als die Literatur und unsere Hypothesen es erwarten ließen. Als erstes muß konstatiert werden, daß unsere Studie bei ca. 80% der Patienten ein gutes Operationsergebnis erbrachte. Diese Patienten haben im Durchschnitt deutlich weniger Magenbeschwerden als vorher, es geht ihnen auch psychisch und im sozialen Bereich deutlich besser. Geschmälert wird dieses Ergebnis vielleicht dadurch, daß bei einigen Patienten doch noch leichte Magenbeschwerden bestehen, bei anderen Patienten neue Körperbeschwerden hinzu gekommen sind. Da diese aber alle nicht gravierend sind, kann man hier nicht einfach von einem Syndromwandel sprechen.

Mit diesem guten Ergebnis gerät nun aber unsere psychosomatische Hypothese arg in Bedrängnis, die ja davon ausging, daß die Patienten in irgendeiner Weise krank bleiben werden, wenn sie nicht ihre (pathogene) psychosoziale Situation befriedigender bewältigen. Glaubt man den Aussagen des Gießen-Tests, dann haben die Patienten auch 4 Jahre nach der Operation noch unverändert ihre typischen Konflikte und Abwehrhaltungen. Die soziale Situation hat sich für diese Patienten aber gebessert. Was bedeutet das? Hat die größere Arbeitszufriedenheit auch die Magenbeschwerden verschwinden lassen oder hat die durch die Operation herbeigeführte Beschwerdefreiheit den psychischen Zustand der Patienten so verbessert, daß sie sich selbst beruflich eine befriedigendere Situation verschaffen konnten? Wir haben zwar korrelationsstatistische Verknüpfungen zwischen Operationserfolg und beruflicher Verbesserung, können aber über den kausalen Zusammenhang wenig sagen. Vielleicht kann man annehmen, daß die Operation außer ihrem chirurgischen Effekt auch eine Hilfestellung zur psychischen und sozialen Neuorientierung gegeben hat und damit möglicherweise einen Circulus vitiosus durchbrach. Gelingt dem Patienten eine berufliche Verbesserung, löst er u.U. dabei gleichzeitig seinen Ambivalenzkonflikt mit abgewehrten Anspruchshaltungen einerseits und dauerhaften Neid-Ärger-Affekten andererseits, was ja oft zu einer Erkrankung an einem Ulkus führen kann (s. Zander 1978). Inwieweit hier auch die psychodynamische Wirkung der Operation, d.h. ihre unbewußte Bedeutung für das Gesundwerden der Patienten eine Rolle spielt, konnten wir leider in unserer Untersuchung nicht erfassen (vgl. auch Overbeck et al. 1978, Möhlen et al. 1982). Dazu wären analytische Einzelfallstudien notwendig gewesen.

Genauso bleibt offen, warum 20% der Patienten, also die sog. Operationsversager, den Operationseffekt – woraus dieser i.e. auch bestehen mag – nicht nutzen können. Hier stellt sich wieder die Frage nach Ursache und Wirkung, wenn man bedenkt, was auf diese Patienten alles herunterprasselt: kein Operationserfolg, beruflicher Abstieg, Verschlechterung der psychischen Stimmungslage, zusätzliche Körperbeschwerden. Gibt die reale soziale Situation so wenig Möglichkeiten zur Veränderung, daß alles andere Folge ist oder handelt es sich hier um die am schwersten neurotisch gestörten Patienten? Zur ersteren Frage können wir aufgrund unserer Untersuchungen ebenfalls keine sichere Aussagen machen, zur letzteren gibt es vielleicht einige Hinweise, die aber wegen der kleinen Fallzahlen sehr vorsichtig zu bewerten sind. So zeigte sich, daß die Patienten, die vor der Operation außer Magenbeschwerden auch noch viele andere Körperbeschwerden angaben, operativ die schlechteren Ergebnisse erbrachten, ebenso aber auch die monosymptomatischen Patienten mit sehr hohen Werten auf der Magenskala des GB (die körperlich Kränksten?).

Fragt man sich, um welche psychologische Untergruppe der Ulkuskranken es sich handeln könnte, so fällt auf, daß die Operationsversager überwiegend unter den passiv-abhängigen, Ich-schwachen Patienten zu finden sind. Die präoperative soziologische Gruppeneinteilung der Patienten ergab ebenfalls kleine Hinweise (Overbeck et al. 1978). Die meisten Operationsversager (5) fanden sich in der Gruppe der „abwärtsmobilen Aussiedler", weitere (3) aber auch in der Gruppe der „mittleren Führungsposition". Während bei ersteren ein Entwurzelungstrauma in Betracht zu ziehen ist, enthält die berufliche Situation der letzteren offenbar eine typische Konfliktsituation für Ulkuspatienten.

Zusammenfassend kann man feststellen, daß die Ergebnisse unserer Untersuchung zwar im einzelnen nicht so klar ausgefallen sind, wie man es sich vielleicht gewünscht hätte, daß aber insgesamt der chirurgische Erfolg bei chronischem Ulcus duodeni immerhin auch einer komplexen kritischen Überprüfung standhält und doch ca. 80% der Patienten ein recht gutes Ergebnis brachte. Für die Mißerfolge gilt, daß sich i.allg. bei diesen Patienten zum schlechten körperlichen Zustand auch noch ungünstige soziale Verhältnisse und psychopathologische Auffälligkeiten gesellen, wobei deren Wechselwirkung untereinander sich nicht ganz aufklären ließ. Unter prognostischem Blickwinkel könnte man aber sagen, daß die Patienten mit hohem Beschwerdedruck, die neurotischen Ulkuskranken mit passiven Fehlhaltungen sowie die Patienten mit unbefriedigenden bzw. konflikthaften Berufssituationen die geringste Aussicht auf einen Operationserfolg haben werden. Bei diesen Patienten wäre daran zu denken, daß sie zwar nach wie vor operiert werden sollten, sofern die relative chirurgische Indikation gegeben ist, daß sie aber zusätzlich einer psychotherapeutischen oder sozialtherapeutischen Behandlung zugeführt werden müßten.

Literatur

Alexander F (1951) Psychosomatische Medizin. Grundlagen und Anwendungsgebiete. De Gruyter, Berlin

Beckmann D, Richter HE (1975) Der Gießen-Test (GT). Huber, Bern

Brähler E, Möhlen K (1985) Psychodiagnostische Prädiktoren für die postoperative Prognose des Zwölffingerdarmgeschwürs (unveröffentl. Manuskript)

Brähler E, Scheer JW (1983) Der Gießener Beschwerdebogen (GBB). Handbuch. Huber, Bern

Bräutigam W, Christian P (1973) Psychosomatische Medizin. Thieme, Stuttgart

Browning JS, Houseworth JH (1953) Development of new symptoms following medical and surgical treatment for duodenal ulcer. Psychosom Med 15: 328

Cay EL, Philip AE, Small WP, Neilson J, Henderson MA (1975) Patient's assessment of the result of surgery for peptic ulcer. Lancet 4: 29

Eckensberger D, Overbeck G, Biebl W (1976) Subgroups of ulcer patients according to clinicosociological, psychological test and psychotherapeutic characteristics. J Psychosom Res 20: 489

Eckensberger D, Overbeck G, Wolff E (1977) Über ein objektivierendes Verfahren zur diagnostischen Untergruppenbildung von chronisch Ulcuskranken. Z Psychosom Med Psychoanal 23: 371

Fry J (1964) Peptic ulcer. A profile. Br Med J 2: 809

Greibe J, Bugge P, Gjorup T et al. (1977) Long term prognosis of duodenal follow up study an survey of doctor's estimates. Br Med J 2: 1572

Hansky J (1980) Der Einfluß einer konservativen Therapie auf den natürlichen Ablauf der Ulcuserkrankung. In: Holtermüller KH, Malagebada JR, Herzog P (Hrsg) Pathogenese und Therapie der Ulcuserkrankung. Excerpta Medica, Amsterdam, S 32

Holtermüller KH (1982) Was ist gesichert in der konservativen Ulcustherapie? Internist 23: 653

Köhle M (1982) Das Phänomen des Symptomwandels – beobachtet im postoperativen Verlauf nach Vagotomie bei Patienten mit Ulcus duodeni. Medizinische Dissertation, München

McColl JE, Drinkwater J, Hulme-Moir S, Dorman PB (1971) Pedicition of success of failure of gastric surgery. Br J Surg 58: 10

Möhlen K, Brähler E, Rohde H, Overbeck G (1982) Zur Psychosomatik des operierten Ulcuskranken – eine 4-Jahres-Katamnese. Psychother Psychosom Med Psychol 32: 19

Overbeck G, Biebl W (1975) Psychosomatische Modellvorstellungen zur Pathogenese der Ulcuskrankheit. Psyche 6: 542

Overbeck G, Eckensberger D, Möhlen K, Troidl H, Rohde H, Lorenz W (1978) Der Operationserfolg bei chronisch Ulcuskranken in seiner Abhängigkeit von psychosozialen Faktoren. Therapiewoche 28: 1435

Pascal GR, Thoroughman JC (1964) Relationship between Bender-Gestalt, test scores and the reponse of patients with duodenal ulcer to surgery. Psychosom Med 26: 625

Pascal GR, Thoroughman JC, Jarvis JR, Jenkins WO (1966) Early history variables in predicting surgical success for intractable duodenal ulcera Patients. Psychosom Med 9: 187

Szasz TS (1947) Psychiatric aspects of vagotomy. Psychosom Med 9: 187

Udris I (1982) Soziale Unterstützung: Hilfe gegen Streß? Psychosozial 1: 78

Visick AH (1948) A study of the failures after gastrectomy. Ann R Coll Surg Engl 3: 266

Weiner JW (1956) Psychological factors related to results of subtotal gastrectomy. Psychosom Med 18: 486

Zander W (1978) Zur spezifischen Konfliktantwort bei Patienten mit Ulcus duodeni. Ein Beitrag zur Strain-Forschung. Psychother Psychosom Med Psychol 28: 50

Zauner J (1967) Beitrag zur Psychosomatik des operierten Ulcuskranken. Z Psychosom Med Psychoanal 13: 24

Prä- und postoperative vegetative Symptome an Magen und Darm und ihre Bewältigung

M. Ermann, H. Freyberger, R. Klußmann, G. Overbeck und R. Winkler

1) *Definition*

Vegetative Beschwerden (funktionelles Syndrom) sind Störungen, die auf psychosozialen Streß zurückzuführen sind und bei denen die Aktivierung unverarbeiteter Konflikte symptomauslösend wirkt.

2) *Diagnostik*

Körperliche Untersuchung ohne Organbefund,
- diffuses, wechselndes, schillerndes Beschwerdebild,
- Beschwerden teils lokalisierbar, teils ungenau, verbunden mit Spannungszuständen (Angst, Unruhe),
- nachweisbare neurotische Persönlichkeit,
- Mangel an psychophysischer Reife.

3) *Manifestation am Verdauungstrakt (prä- und postoperativ)*

- Nahrungsaufnahme:
  Anorexie, gesteigertes Eßbedürfnis, Übelkeit, Erbrechen.
- Ösophagusmotilität:
  Globusgefühl, Dysphagie, retrosternale Schmerzen, Sodbrennen.
- Magen, Dünndarm:
  Aerophagie, Meteorismus, postprandiale dyspeptische Beschwerden, kolikartige Schmerzen, Völlegefühl.
- Gallenwegsmotilität:
  Schmerzen im rechten Oberbauch, Unverträglichkeit gewisser Speisen.
- Dickdarm:
  Flatulenz, Schmerzen, Colon irritabile, Diarrhöen, Obstipation, Pruritus ani.

4) *Psychodynamik*

- Allgemein:
  Operation löst Angst aus, die zur Aktivierung körperlicher Reaktionen („vegetatives Symptom") führt. Ebenso Aktivierung unbewußter Erlebnismuster mit Hilflosigkeit, Abhängigkeit, Anklammerung, erhöhter Verletzlichkeit, Enttäuschungsbereitschaft.
- 2 Gruppen:

1. Gruppe: neurotische Magen- und Darmkranke (Ulkus-, M.-Crohn-, Colitis-ulcerosa-Kranke): Magen-Darm-Trakt als Austragungsort für ungelöste Konflikte. Prognose – auch mit Psychotherapie – schlecht.
2. Gruppe: nichtneurotische Magen-Darm-Kranke, die operiert werden mußten. Angstbindungen nicht starr organzentriert, eher lockerer und flukturierender. Diese Symptomatik ist psychotherapeutisch leichter angehbar.

5) Therapie
- Kombiniertes somatisch-psychotherapeutisches Vorgehen:
  - internistische Medikation,
  - physikalische Maßnahmen,
  - ärztliches Gespräch (Mitarbeit des Patienten gewinnen, Beschwerden ernst nehmen, nicht auf hypochondrische Klagen eingehen, vielmehr dahinterliegende Problematik aufdecken).
- Psychotherapie:
  - konfliktaufdeckend bei entsprechender Indikation,
  - verhaltenstherapeutisch bei Monosymptomatik, wenig Konfliktbewußtsein,
  - körperentspannend (autogenes Training, konzentrative Bewegungstherapie).
- Psychopharmaka:
  - vorübergehend, bei strenger Indikation.

Literatur

Jores A (1973) Der Kranke mit psychovegetativen Störungen. Vandenhoeck & Ruprecht, Göttingen
Klußmann R (1986) Psychosomatische Medizin – Eine Übersicht. Springer, Berlin Heidelberg New York Tokyo
Miederer S, Ermann M (1983) Funktionelle Magenbeschwerden. In: Krück F u. a. (Hrsg) Therapie-Handbuch. Urban & Schwarzenberg, München
Uexküll T von (1960) Funktionelle Syndrome in psychosomatischer Sicht. Urban & Schwarzenberg, München

TEIL III. Darm

Prä- und postoperative Situation bei Dünn- und Dickdarmkranken (Morbus Crohn)

H. Goebell

Einleitung

Die Crohn-Erkrankung des Darmes kann alle Abschnitte des Magen-Darm-Trakts befallen. Sie wurde zuerst 1932 von Crohn, Ginzburg und Oppenheimer beschrieben. Diese Autoren nahmen an, daß die Entzündung nur im terminalen Ileum lokalisiert ist. Erst Anfang der 60er Jahre wurde v.a. durch die Arbeiten von Lockhardt-Mummery und Morson auch der Befall des Dickdarms dargestellt. Charakteristisch ist für die Entzündung der Crohn-Erkrankung, daß sie die ganze Darmwand bis zur Serosa erfaßt. Nicht selten greift die Entzündung in Form von Fisteln auf das Retroperitoneum und die übrige Umgebung über. Zwischen 40 und 70% aller Kranken mit M. Crohn werden einmal oder auch mehrmals in ihrem Leben operiert, so daß sowohl die präoperative als auch die postoperative Situation typische Phasen im Leben dieser Kranken sind. Die folgenden Ausführungen sind auf die eigenen Erfahrungen bei 300 Patienten mit M. Crohn gestützt.

Typische Krankheitskonstellation bei Morbus Crohn

Am häufigsten beginnt die Erkrankung zwischen dem 20. und 30. Lebensjahr. Von 300 Patienten waren 224 (74%) vor dem 30. Jahr erkrankt, 105 (35%) davon vor dem 20. Lebensjahr.

Die Erkrankung kann aber auch noch bis in das höchste Lebensalter beginnen. Frauen sind etwas häufiger betroffen als Männer.

Die Lokalisation der Erkrankung im Magen-Darm-Trakt ist dadurch gekennzeichnet, daß der isolierte Befall kleiner Regionen vorkommt (118 von 300 Patienten = 38%), daß aber auch verschiedene Segmente gleichzeitig erkrankt sein können (segmentaler Befall). Zwischen kranken Abschnitten finden sich dann gesunde. 26% der Kranken hatten einen isolierten Befall im Dünndarm, weitere 26% nur im Dickdarm und bei 48% fanden wir einen kombinierten Befall von Ileum und Kolon im Sinne einer Ileokolitis. Bemerkenswert ist, daß die isolierte terminale Ileitis, das klassische von Crohn beschriebene Krankheitsbild, nur bei 49 von 300 Patienten vorkam (16%) und daß das Rektum nur bei 2% der Patienten isoliert befallen war, bei 74% fand sich das Rektum überhaupt frei von Erkrankung, worin ein grundlegender Unterschied zur Colitis ulcerosa zu sehen ist.

Die Diagnose ist offensichtlich schwierig zu stellen; so wurden von unseren

300 Patienten nur 50% innerhalb des 1. Jahres richtig als Fälle von M. Crohn erkannt. Die Lokalisation der Erkrankung und auch das Lebensalter bei Beginn hatten keinen Einfluß auf den Zeitpunkt der Diagnosestellung. Die Primärsymptome sind am häufigsten Bauchschmerzen, Durchfall und Gewichtsabnahme. Blutungen aus dem Darm, die dann auch meistens nur sehr leicht und vorübergehend bemerkt werden, finden sich im Unterschied zur Colitis ulcerosa nur selten (22%). In Tabelle 1 sind die Primärsymptome dargestellt. Nach einer mindestens halbjährigen Krankheitsdauer wandelt sich das Bild zu den späteren Leitsymptomen. 297 Patienten (99%) hatten jetzt ein klares intestinales Symptombild mit den Leitsymptomen Durchfall und Bauchschmerzen.

Tabelle 1. Häufigkeit intestinaler und extraintestinaler Symptome zu Beginn der Erkrankung und später bei 300 Patienten mit M. Crohn (Angaben in %)

		Primärsymptome	Spätere Leitsymptome
Intestinale	Bauchschmerzen	77	83
Symptome	Durchfall	73	83
	Blutung	22	28
	Analfistel	16	26
Extraintestinale	Gewichtsabnahme	54	64
Symptome	Fieber	35	43
	Anämie	27	22
	Arthritis	16	22
	Augensymptome	10	11
	Erythema nodosum	7	9

Insgesamt zeigte sich, daß Patienten, bei denen der Dickdarm an der Erkrankung beteiligt ist, sei es in der alleinigen Erkrankung dieses Organs oder im Sinne einer Ileokolitis, schwerer krank sind als Patienten mit reinem Dünndarmbefall. Dies zeigt sich auch an einem häufigeren Vorkommen von extraintestinalen Begleitphänomenen wie Erythema nodosum, Arthritis und v.a. Fistelbildungen. So fanden

Tabelle 2. Extraintestinale Leitsymptome, auf die Lokalisation bezogen

	Kolitis (n = 77)		Ileitis (n = 78)		Ileokolitis (n = 145)	
	n	[%]	n	[%]	n	[%]
Gewichtsabnahme	61	(79)	44	(56)	89	(61)
Fieber	42	(55)	24	(31)	63	(43)
Anämie	24	(31)	16	(21)	43	(29)
Gelenkbeschwerden	24	(31)	15	(19)	29	(20)
Augenbeteiligung	9	(12)	8	(10)	16	(11)
Erythema nodosum	11	(14)	5	(6)	11	(8)
Cholelithiasis	0	(0)	3	(4)	12	(7)
M. Bechterew	0	(0)	1	(1)	7	(4)
Nephrolithiasis	0	(0)	2	(2)	1	(1)
Stomatitis	4	(4)	1	(1)	4	(2)
Sekundäre Amenorrhö	7	(13)	3	(7)	19	(23)

sich bei reiner Kolitis im Verlauf in 43%, bei der Ileokolitis in 26%, bei reinem Dünndarmbefall aber nur in 10% der Fälle Analfisteln. Viszerokutane Fisteln fanden sich bei Ileokolitis und bei der Ileitis häufiger als bei reinem Kolonbefall (s. Tabelle 2).

Besondere präoperative Probleme

Der M. Crohn ist in seinem Verlauf durch das Auftreten akuter Entzündungsschübe gekennzeichnet, die bei fehlendem Ansprechen auf eine konservative Therapie eine typische präoperative Situation darstellen können. Die akuten Schübe sind gekennzeichnet durch eine Zunahme der Anzahl der Durchfälle, eine deutliche Gewichtsabnahme, das Auftreten von Fieber, Erythema nodosum oder Stomatitis aphthosa sowie die Entwicklung einer Anämie. Bei Stenosen im Dünndarm können heftige Schmerzen und Subileuszustände hinzukommen.

Akuter Schub bei M. Crohn

Zunahme der Durchfälle,
Gewichtsabnahme,
Auftreten von: Fieber,
                Erythema nodosum,
                Stomatitis aphthosa,
Entwicklung einer Anämie,
Anstieg des CDAI über 150.

In der Regel sprechen diese akuten Krankheitsschübe auf eine konservative Therapie gut an. Diese konservative Therapie stützt sich im wesentlichen auf die Gabe von Salazosulfapyridin, Prednison und gelegentlich den Einsatz von Azathioprin oder Metronidazol. In jüngster Zeit wurden gute Erfahrungen in der Behandlung eines akuten Schubes auch mit einer künstlichen enteralen Ernährung mit chemisch definierten Diäten oder auch durch parenterale Ernährung mit Ruhigstellung des Darmes gemacht.

Die Notwendigkeit von Operationen

Operationen kommen auf 40–70% der Patienten mit M. Crohn zu. Bei den von uns beobachteten 300 Patienten waren bei 117 (39%) 143 Operationen vorgenommen worden. Eine Reoperation wurde bei 26 der primär operierten Patienten (22%) notwendig. Am häufigsten werden Resektionen von befallenen Darmabschnitten durchgeführt, wobei auch Fisteln entfernt oder saniert werden. Alleinige Fisteloperationen wurden bei 41 unserer Patienten vorgenommen.

Absolute Indikationen zur Operation in akuten Notfällen ergeben sich relativ selten. Es handelt sich dabei plötzliche, nicht beherrschbare Blutungen, um Perforationen oder um einen totalen Ileus. Häufiger werden selektive Operationen durchgeführt, wobei das Versagen der konservativen Therapie nach 2- bis 3maligem Versuch einer sog. Akutphasenbehandlung eine hauptsächliche Indikation darstellt.

66   H. Goebell

Präoperative Situation bei elektiver Indikation:

- mangelndes Ansprechen auf Medikamente, parenterale Ernährung, enterale Ernährung,
- „Siechtum" mit langdauernden Krankenhausaufenthalten,
- Fistelsysteme mit starker Beeinträchtigung (viszeroviszeral, viszerovaginal, -vesikal),
- körperliche Retardierung bei Jugendlichen.

Fistelsysteme mit starker Beeinträchtigung des Allgemeinbefindens (v. a. viszeroviszeral, viszerovaginal oder viszerovesikale Fisteln) sowie schwere Analfisteln sind
eine weitere wichtige Indikationsgruppe. „Siechtum" mit langdauernden Krankenhausaufenthalten sollte Anlaß zu einer operativen Sanierung sein. Bei Jugendlichen
bildet sich präoperativ nicht selten das Problem einer körperlichen Retardierung
heraus. Kennzeichnend hierfür ist das Zurückbleiben des Wachstums, u. U. erkennbar auch am fehlenden Schluß der Epiphysenfugen an den langen Röhrenknochen.
Das Knochenalter kann um mehrere Jahre hinter dem biologischen Alter zurücklie-
gen. Solche körperlichen Mangelzustände lassen sich durch Operationen beseitigen, und es kommt anschließend meistens zu einem raschen Aufholen des Wachs-
tumsdefizits.

Die Definition der Schwere und Aktivität der Erkrankung

Die exakte Erfassung der Schwere des Krankheitsbildes über einen individuellen
Eindruck hinaus ist das Ziel bei der Entwicklung sog. Aktivitätsindizes. Das Krankheitsbild des M. Crohn ist außerordentlich variabel, so daß auch die Ausprägung
des Krankheitsbildes wechseln kann. Ein Aktivitätsindex soll den Zustand zahlen-
mäßig beschreiben. Die Schwierigkeit liegt darin, daß die Schwere der Erkrankung
und die entzündliche Aktivität häufig nicht parallel gehen. So sind besonders die
Zahl der Diarrhöen, Bauchschmerzen, Blutungen, Fistelbildungen und die Lokalisation der Entzündung in verschiedenen Darmabschnitten sowie der Gewichtsverlust Merkmale für die Schwere. Die entzündliche Aktivität spiegelt sich dagegen
mehr in extraintéstinalen Systemmanifestationen wie Iritis, Erythema nodosum,
Gelenkbeschwerden sowie in Fieber wider. Laborparameter zeigen in ihren Veränderungen v. a. die Aktivität des entzündlichen Prozesses an, so in einer Erhöhung
der Thrombozytenzahl, einer Verminderung des Hämatokritwerts oder Hämoglo-
bins, einer Verminderung des Serumalbumins und des Serumeisens. Es wurde versucht, Einzelparameter als Maß für die Aktivität der Erkrankung heranzuziehen:
das Serumalbumin, die Blutsenkungsgeschwindigkeit und sog. Akutphasenproteine
wie Orosomukoid, Alpha-1-Antitrypsin und C-reaktives Protein. Die Einzelparameter haben den Nachteil, daß sie die Gesamtsituation des Patienten nur unvoll-
kommen beschreiben. An Indizes wurden der sog. CDAI (Crohn's Disease Activity
Index) der van Hees-Index (VHI) sowie von uns kürzlich ein Severity Activity
Index (SAI) beschrieben.
   Da derartige Indizes für die Beschreibung des Krankheitszustandes im Rahmen
von klinisch-wissenschaftlichen Untersuchungen unverzichtbar sind, v. a. auch bei
psychosomatischen Untersuchungen, sollen die 3 wichtigen Indizes hier kurz
beschrieben werden.

„Crohn's Disease Activity Index" (CDAI) nach Best

Dieser Aktivitätsindex wurde für die National Cooperation Crohn's Disease Study von Best und Mitarbeitern entwickelt. Er wurde anschließend auch in anderen Studien eingesetzt, v.a. in der Europäischen Crohn-Studie I (ECCDS I). Der CDAI enthält insgesamt 8 Variablen: die Anzahl der weichen Stühle pro Woche, den Grad der Bauchschmerzen, das Allgemeinbefinden, andere mit M. Crohn assoziierte extraintestinale Symptome, eine symptomatische Durchfallbehandlung, eine Resistenz im Abdomen, den Hämatokrit sowie das Gewicht. In Tabelle 3 sind die Variablen zu erkennen sowie das Beispiel einer Aktivitätserrechnung. Für die Erfassung des Index werden die subjektiven Beschwerden, die Anzahl der Durchfälle pro Tag und die Schmerzen in einer Wochenkarte erfaßt. Durch die vergleichsweise stärkere Gewichtung dieser Beschwerden mit 39% der Gesamtsumme der Regressionskoeffizienten berücksichtigt dieser Index in stärkerem Maße die Schwere des klinischen Befindens und weniger die entzündliche Aktivität der Erkrankung. Ein Indexwert unter 150 zeigt eine relativ leichte und ein über 200 liegender Wert ein zunehmend schwereres Krankheitsbild an. Werte über 350 kennzeichnen einen schweren Krankheitsschub. Der Index eignet sich auch zur Verlaufskontrolle, wie in den ver-

Tabelle 3. Aktivitätsindex nach Best et al. (1976). (Die Variablen 1–8 werden nach Schwere bzw. Vorhandensein erfaßt, mit den jeweiligen Koeffizienten multipliziert und zum endgültigen Index addiert)

Variable	Beispiel	Koeffizienten	Endwert
1. Anzahl der weichen Stühle in der letzten Woche	35 ·	2 =	70
2. Grad der Bauchschmerzen (Summe über eine Woche)	14 ·	5 =	70
3. Allgemeinbefinden (Summe über eine Woche)	14 ·	7 =	98
4. Andere mit M. Crohn assoziierte Symptome (Zutreffendes bitte ankreuzen)			
☐ Gelenkschmerzen, Arthritis ☐ Iritis, Uveitis			
☐ Erythema nodosum ☐ Pyodermia gangraenosa			
☐ Stomatitis aphthosa ☐ Analfissur, -fisteln			
☐ Andere Fisteln Abszesse			
☐ Temperaturen über 37,5 °C in der letzten Woche			
Anzahl der zutreffenden Punkte	3 ·	20 =	60
5. Symptomatische Durchfallbehandlung Wenn ja	0 ·	30 =	0
6. Resistenz im Abdomen (nein = *0*, fraglich = *2*, sicher = *5*)	2 ·	10 =	20
7. Hämatokrit (Frauen 42 minus HKT, Männer 47 minus HKT) (Vorzeichen beachten)	10 ·	6 =	60
8. Gewicht, kg	50		
Standardgewicht kg	65		
$\left(1 - \dfrac{\text{Gewicht}}{\text{Standardgewicht}}\right) \cdot 100$	$(1-0{,}77) \cdot 100$	=	<u>23</u>
(Übergewicht subtrahieren)			
Aktivitätsindex (Summe)		=	<u>391</u>

schiedenen Studien gezeigt wurde. Hierbei ist die Abnahme oder die Zunahme des Index von mehr als 60 Punkten ein zuverlässiges Maß für eine Verbesserung bzw. Verschlechterung des Krankheitsbildes.

Aktivitätsindex nach van Hees (VHI)

Der van Hees-Index versucht, die objektiven Entzündungsparameter stärker zu gewichten, wobei die Primärauswahl der Parameter für die Entstehung des Index ein wichtiger Auswahlpunkt war. Aus insgesamt 18 Ausgangsvariablen ergaben sich 9, die für die Abschätzung der entzündlichen Aktivität besonders geeignet waren: der Albumingehalt, die Blutsenkungsgeschwindigkeit in der 1. Stunde, der sog. Quetelet-Index als Maß für das Verhältnis von Körpergewicht zu Körperlänge, Vorhandensein einer Resistenz im Abdomen, Geschlecht, Körpertemperatur, Stuhlbeschaffenheit, Vorliegen einer Darmresektion und Vorliegen von extraintestinalen Läsionen. Besonders stark gewichtet ist in diesem Index der Albumingehalt des Serums als Maß für die entzündliche Aktivität. In Tabelle 4 ist der van Hees-Index mit den gleichen Daten unseres Patienten wie in Tabelle 3 für den CDAI aufgerechnet.

Tabelle 4. Aktivitätsindex nach van Hees et al. (Die Variablen 1–9 werden nach Absolutwerten bzw. Vorhandensein oder Stärke mit einem negativen oder positiven Koeffizienten multipliziert, und von der Endsumme die Konstante 209 abgezogen. Das rechnerische Vorgehen ist wesentlich komplizierter im Vergleich zum CDAI (s. Tabelle 1). Ein Wert unter 100 zeigt eine inaktive Krankheit, Werte zwischen 100 und 150 eine leichte entzündliche Aktivität, Werte zwischen 150 und 210 eine mittelschwere und Werte über 210 eine schwere entzündliche Aktivität an.)

Variable	Beispiel	Koeffizienten	End-summe
1. Albumin g/l	29 ·	− 5,48 =	− 158,92
2. BKS mm nach 1 h	45 ·	0,29 =	13,05
3. Quetelet-Index (W/H_2) W = 10 · Körpergewicht in kg			
H = Länge in m	$\dfrac{650}{1{,}78 \cdot 1{,}78} = 205$ ·	− 0,22 =	− 45,1

4. Resistenz im Abdomen (1–5:
    1 keine, *2* fraglich,
    3 Ø ≤ 6 cm, *4* Ø 6–12 cm
    5 Ø ≥ 12 cm)
	1 ·	7,83 =	7,83

5. Geschlecht (*1* 0; *2* ^{0})	2 ·	− 12,3 =	− 24,6

6. Temperatur °C
    (kein Fieber = 37 °C, bei Fieber
    Durchschnitt aus Abendmessungen
    über eine Woche)
	37,0 ·	16,4 =	606,8

7. Stuhlbeschaffenheit
    (*1* geformt, *2* weich,
    3 wäßrig)
	2 ·	8,46 =	16,92

8. Resektion (*1* nein, *2* ja)	2 ·	− 9,17 =	− 18,42
9. Extraintestinale Läsionen (*1* nein, *2* ja)	1 ·	10,7 =	10,7
		Summe	408,34
		Konstante	− 209,00
			199

Severity-Aktivity-Index (SAI)

Dieser Index wurde in der Europäischen Crohn Studie an 425 Patienten entwickelt. Er enthält 9 Parameter, wobei die Schwere der Erkrankung wiedergespiegelt wird in der Zahl der Diarrhöen, Bauchschmerzen, analen und perianalen Läsionen, dem Körpergewicht, dem Vorhandensein eines tastbaren Tumors. Die Aktivität der Erkrankung ist dargestellt durch extraintestinale Manifestationen, die Körpertemperatur, das Serumalbumin und den Hämatokritwert. In Tabelle 5 sind die Parameter des Index und das Ausrechnungsbeispiel unseres Patienten dargestellt. Werte unter 60 zeigen eine in Remission befindliche Erkrankung an, Werte zwischen 60 und 120 sind mit einer leichten Erkrankung, Werte zwischen 120 und 140 mit einer mittelstarken Ausprägung der Erkrankung und Werte über 240 mit einer schweren Erkrankung verbunden.

Tabelle 5. Severity Activity Index (SAI) Die Variablen 1–9 werden entsprechend den Angaben erfaßt und mit einem Koeffizienten mulitpliziert

Variable	Beispiel		Koeffizient		Endwert
1. Anzahl der Durchfälle pro Tag (Wochenwert/7)	5	·	10	=	50
2. Grad der Bauchschmerzen (Summe pro Woche/7)	2	·	50	=	100
3. Anale/perianale Läsionen (ja = *1*, nein = *0*)	1	·	30	=	30
4. Resistenz im Abdomen (ja = *1*, nein = *0*)	1	·	30	=	30
5. Extraintestinale Läsionen (ja = *1*, nein = *0*)	1	·	30	=	30
6. Temperatur ($>37\,^{\circ}C = 1$, $<37\,^{\circ}C = 0$)	1	·	40	=	40
7. Gewicht 50 kg (Standardgewicht 65 kg) $(1 - \dfrac{\text{Gewicht}}{\text{Standardgewicht}}) \cdot 100$	$(1-0.77)\cdot 100 \cdot 2$			=	64
8. Hämatokrit % (33%)	33	·	−4	=	−132
9. Albumin g/l (27 g/l)	27	·	−2	=	− 54
Konstante			270	=	+270
Gesamt					427

Postoperative Situation der Patienten

Die Operation hatte entweder zum Ziel, eine lebensbedrohliche Situation zu beseitigen, häufiger aber eine schwere, chronische Situation zu bessern. Bei Jugendlichen hat die Operation insbesondere noch das Ziel, die körperliche (und seelische) Entwicklung zu fördern.

In einer prospektiven Untersuchung von insgesamt 205 Paitenten mit M. Crohn, von denen 93 operiert wurden und 112 eine systematische, konservative Therapie erhielten, konnten wir zeigen, daß v. a. die resezierenden Verfahren die Situation der Patienten in der Regel grundsätzlich bessern. Es fanden sich innerhalb von 4 Jahren nach der Operation bei den konservativ behandelten Patienten in 51% neue Schübe, bei den operierten nur in 20%. Die Patienten nehmen in der Regel an Gewicht zu, die Anämie bessert sich, die Schmerzen verschwinden und erlauben somit eine bessere Nahrungsaufnahme, die Zeichen der akuten Entzündung wie Erythema nodosum, Fieber und Gelenkbeschwerden verschwinden.

Ein besonderes Problem nach der Resektion größerer Abschnitte des Ileums ist das Auftreten von Durchfällen als sog. Chologene Diarrhö. Da Gallensäuren im unteren Ileum normalerweise rückresorbiert werden und dieser Resorptionsort nach einer Resektion fehlt, gehen diese in vermehrtem Umfang in den Dickdarm über und führen dort zu einer aktiven Wassersekretion. Insgesamt entsteht dann ein sog. Gallensäureverlustsyndrom. Die Zahl der Durchfälle kann dramatisch bis zu 12- bis 20mal in 24 h betragen. Das Vorliegen eines Gallensäureverlustsyndroms kann objektiv nachgewiesen werden durch den sog. Se-HCAT-Test. Bei diesem Test wird eine radioaktiv markierte Gallensäure gegeben und deren Verschwinden aus dem Organismus durch Ganzkörperzählung gemessen. Die Behandlung dieses Syndroms wird mit Cholestyramin (Quantalan) durchgeführt. Cholestyramin bindet Gallensäuren und reduziert die Zahl der wäßrigen Stühle signifikant. Der M. Crohn wird durch eine Operation nicht geheilt, die Rezidivhäufigkeit liegt innerhalb von 5–10 Jahren bei ca. 50–70%. Um rechtzeitig ein Rezidiv zu erkennen, ist daher eine regelmäßige Überwachung der Patienten notwendig, was sicherlich auch zu psychischen Belastungen beim Patienten führt.

Literatur

Allan RN, Keighley MRB, Alexander-Williams J, Hawkins C (eds) (1983) Inflammatory bowel diseases. Churchill Livingstone, London

Best RW, Bechtel JM, Singleton JW, Kern F (1976) Development of a Cohn's disease activity index. Gastroenterology 70: 439–444

Clement T, Beck K (Hrsg) (1986) Chronisch-entzündliche Darmkrankheiten. Schattauer, Stuttgart

Goebell H, Farthmann EH, Hotz J (Hrsg) (1984) Der chronisch Kranke in der Gastroenterologie. Springer, Berlin Heidelberg New York Tokyo

Hanauer DB, Kirsner JB (1985) Inflammatory bowel disease. A guide for patients and their families. Raven press, New York

Lee ECG (ed) (1981) A global assessment of Crohn's disease. Heyden and M Publishers, London

Ottenjahn R, Fahrländer H (Hrsg) (1983) Entzündliche Erkrankungen des Dickdarms. Springer, Berlin Heidelberg New York Tokyo

Psychosomatiker zum Thema:
Die prä- und postoperative Situation bei Crohn-Patienten

H. Freyberger, W. Wellmann, H.-W. Künsebeck und W. Lempa

Vorbemerkungen

Das Leitthema zur 4. Sektion dieses Symposiums „Morbus Crohn, Stoma" ist deshalb etwas unvollständig, weil aus *chirurgischer* Sicht die Stomaprobleme bei Crohn-Patienten weniger dominierend sind, denn ein Anus praeter oder eine Ileostomie wird bei höchstens 5% der Patienten notwendig. Demgegenüber stellt bei Crohn-Patienten die Behandlung der häufig rezidivierenden Fisteln ein unverhältnismäßig größeres Problem dar, denn die Ergebnisse der konservativen wie operativen Therapie sind sehr unbefriedigend. Schließlich erweisen sich bei etwa 50% der Crohn-Patienten resezierende Operationen von Dickdarm- und/oder Dünndarmabschnitten als notwendig, ohne daß jedoch diese Verfahren eine ähnliche somatische Heilung nach sich ziehen wie im Falle der Proktokolektomie bei Colitis-ulcerosa-Patienten und zwar wegen der weiteren Ausbreitungstendenz der Crohn-Erkrankung über den gesamten Magen-Darm-Trakt.

Da somit bei Crohn-Patienten die chirurgische Behandlung sich zwar oft als notwendig und lebensrettend erweist, jedoch eher palliativ ist und kaum kausal angreift, tritt bei ihnen ein von *hartnäckiger Chronizität* gekennzeichnetes *Krankheitsverhalten* zutage, das sich von jenem des proktokolektomierten Colitis-ulcerosa-Patienten unterscheidet.

Diese Chronizitätsproblematik des Crohn-Patienten fordert vom Psychosomatiker auch die Würdigung jener *sekundärpsychischer* Veränderungen, die sich beim Patienten infolge der Erfahrung seiner sich lang hinziehenden und belastenden Erkrankung ausbilden.

Präoperative Situation

Sekundärpsychische Veränderungen

Die *sekundärpsychischen Veränderungen* des Crohn-Patienten, insbesondere auch *präoperativ,* umschreiben wir anhand folgender 7 Stichworte:

1) *Objektverlusterlebnis* an den eigenen somatischen Funktionen,
2) *Erschütterung* des *Selbstwertgefühls* mit deutlicher Korrelation zu *Ängsten* vor Symptomverschlimmerung,

3) Zeichen partieller *infantiler Regression* d. h. Züge der Verkindlichung mit Abhängigkeitswünschen mit dem Zweck, Abhängigkeitsbeziehungen hinnehmen zu können (zur Akzeptation therapeutischer Prozeduren seitens der Ärzte-Schwestern-Pfleger-Gruppe),

4) *sekundäre Hypochondrie* nach Art von *medizinisch* orientierten *Selbstbeschäftigungen* mit dem Ziel, per Phantasie oder verbal organbezogenen Ängsten eine kathartische Abfuhr zu verschaffen,

5) *Unterdrückung* von *frustrationsaggressiven* Strebungen im Sinne von Groll, Unmut, Hadern und u. U. von Feindseligkeit, um die therapeutisch notwendigen Abhängigkeitsbeziehungen nicht zu gefährden,

6) infolge der Aggressionsabwehr Zutagetreten einer *Depression,*

7) *Einschränkung* der *Introspektionsfähigkeit* des Patienten bei gleichzeitiger *Steigerung* seines *selbstreflektorischen* Vermögens bezüglich *medizinischer* Fakten.

Die Kontroverse: „Primäre" vs. „sekundäre" Psychopathologie

Neben der Würdigung dieser sekundärpsychischen Veränderungen müssen wir aber anläßlich von prä- und postoperativen Psychotherapieüberlegungen berücksichtigen, daß – jedenfalls nach dem gegenwärtigen Forschungsstand – Crohn-Patienten und Colitis ulcerosa-Patienten *unterschiedliche Persönlichkeitsstrukturen neurotischer Genese* zeigen können, was für die Erwägung ergänzender psychotherapeutischer Anzeigen sehr wesentlich ist.

Die Psychosomatiker vermögen einige verbindliche Belege dafür zu liefern, daß sowohl bei Colitis-ulcerosa- als auch bei Crohn-Patienten das Vorliegen einer solchen *neurotischen* Fehlentwicklung, die ihrerseits im psychodynamischen Bezug zur chronisch-entzündlichen Darmerkrankung steht, nicht selten ist. Diese neurotische Phänomenologie ist u. U. nur schwer abzugrenzen von den sekundär-psychischen Veränderungen angesichts akuter Krankheitsschübe, also auch präoperativ. Dann überwiegen nämlich zunächst die sekundär-psychischen Veränderungen, während die originär-neurotischen Störungen eher hintergründig faßbar werden. Unter der beginnenden, therapiebedingten somatischen Stabilisierung und v. a. beim Erreichen der Remission treten dann die sekundärpsychischen Züge intensitätsmäßig zurück und die neurotischen Züge wieder deutlicher zutage.

Diese beiden Phänomene „primäre" und „sekundäre" Psychopathologie stellen deshalb einen häufig kontroversen Diskussionspunkt zwischen Gastroenterologen und Psychosomatikern dar, weil die Mehrzahl der Gastroenterologen der „sekundären" Psychopathologie einen unverhältnismäßig höheren klinischen Stellenwert beimißt als der „primären". Für den psychologisch besser geschulten Arzt oder den erfahrenen klinischen Psychologen dagegen ist die gezielte Unterscheidung zwischen „primärer" und „sekundärer" Psychopathologie selbst noch auf dem Höhepunkt eines Crohn-Schubs möglich und zwar v. a. dann, wenn – ergänzend zur psychotherapeutischen Einzelbetreuung des Patienten – dessen Familie zwecks *familiendynamischer Erstinterviews* hinzugezogen wird. Hier fanden wir v. a. bei den jüngeren Crohn-Patienten außerordentlich pathologische Familienkonstellationen. Diese charakteristischen Familienkonstellationen ähnelten nicht nur jenen, die wir in Familien mit einem oder mehreren organisch kranken Mitgliedern sehen, die betont reaktiv den gesamten familiären Bereich gefühlhaft berühren, vielmehr sahen wir bei diesen Crohn-Patienten gleichzeitig auch solche typischen Konstellationen, die v. a. in Familien gefunden werden, die sich seit ihrer Gründung durch ausgeprägte neurotische Interaktionen bzw. Symbiosen auszeichneten, was auch beim betroffenen Patienten ein deutliches Agieren im Sinne des *sekundären Krankheitsgewinns* einschloß. Vor allem anhand dieser Patienten und ihrer Familien wurde für uns besonders deutlich, daß die erfaßte Psychopathologie und die zugehörige Psychodynamik eine Kombination von sekundärpsychischer Veränderung und neurotischer Gestörtheit darstellt.

Unterschiedliche Patientenstrukturen

Auf der Basis der „primären" und „sekundären" Psychopathologie skizzieren wir zur Darstellung von prä- und postoperativen Psychotherapieanzeigen 75 Crohn-Patienten (39 Frauen, 36 Männer), die im Zeitraum von 1980 bis 1982 bei unseren Gastroenterologen hospitalisiert waren, und die wir gleichzeitig anhand eingehender *psychodynamischer Erstinterviews* untersuchten und zeitlich limitiert supportiv-psychotherapeutisch mitbehandelten. Dabei konnten wir 3 psychopathologisch unterschiedliche Patientengruppen identifizieren.

Wir sahen 1. 21 Frauen und 17 Männer, die hinsichtlich ihrer seelischen Struktureigentümlichkeiten jenen der *Colitis-ulcerosa*-Patienten *ähnelten,* und die für supportive wie konfliktbearbeitende Psychotherapie infrage kamen. Wir wurden von diesen Crohn-Patienten emotional sehr berührt und zu psychotherapeutischer Hilfe auch hinsichtlich der prä- und postoperativen Situation deutlich stimuliert. Genau gegensätzlich nahmen wir 2. solche Crohn-Patienten wahr, die als vorherrschendes psychopathologisches Leitmerkmal stärker ausgeprägte Züge *seelischer Leere* aufwiesen. Es handelte sich um 15 Crohn-Patienten (5 Frauen, 10 Männer), die eine supportive Psychotherapie von vornherein ablehnten oder an deren Weiterführung nicht interessiert waren. Das psychische Verhalten dieser Patienten war uniform und charakteristisch zugleich: Sie wiesen als Ausdruck der seelischen Leere eine erhebliche Einschränkung der emotionalen Sprachfähigkeit sowie ein fehlendes Konfliktbewußtsein und eine erhebliche Kontaktstörung auf. Zwischen diesen beiden Gruppen der psychotherapeutisch Aufgeschlossenen und der psychotherapeutisch Nichtaufgeschlossenen beobachteten wir 3. bei den verbleibenden 22 Crohn-Patienten (13 Frauen, 9 Männer) hinsichtlich ihrer psychischen Strukturmerkmale fließende Übergänge, die nur bei 10 der 22 Patienten mit einer andauernden psychotherapeutischen Motivation verknüpft waren.

Die weniger deutlich faßbare Psychotherapiemotivation der Crohn-Patienten beinhaltet einen *zentralen psychologisch-medizinischen Unterschied* bei Vergleich mit Colitis-ulcerosa-Patienten. Colitis-ulcerosa-Patienten akzeptieren fast immer kürzere oder längere Psychotherapien und dürfen hierdurch noch als bedingt formbar gelten. Demgegenüber scheint bei Crohn-Patienten die Akzeptation von kürzeren oder längeren Psychotherapien seltener vorzukommen. Damit gestaltet sich nicht nur für den Internisten und Chirurgen, sondern auch für den Psychosomatiker der therapeutische Umgang mit Crohn-Patienten viel schwieriger als mit Colitis-ulcerosa-Patienten.

Psychotherapeutische Anzeigen

1) Psychosomatik der präoperativen Situation.

Die *präoperativen* psychotherapeutischen Interventionen betreffen v. a. jene sekundärpsychischen Veränderungen, die beim akut kranken Patienten angesichts der bevorstehenden Operation faßbar werden. Spätestens am Vorabend der Operation treten beim Patienten merklich *Entwurzelungsgefühle* zutage. Eng hiermit verknüpft sind einesteils Hoffnungen, endlich eine Befreiung von den quälenden Beschwerden zu erlangen, anderenteils äußern sich direkt auf die Operation bezogene *Ängste,* z. B.: aus der Narkose nicht mehr aufzuwachen oder Ängste im Hinblick auf die Möglichkeit postoperativer Komplikationen, ebenso gibt es eine ansteigende Intensivierung von *hypochondrischen* Selbstbeschäftigungen, die v. a. imaginierte Vorstellungen bezüglich einer tiefergehenden Verletzung der körperlichen Integrität betreffen. Gleichzeitig beobachten wir immer deutlicher werdende Abhängigkeitswünsche gegenüber den unmittelbaren Umgebungspersonen. Daraus kann beim Patienten die *Aggressionsabwehr* mit resultierenden Zügen der *Depression* ableitbar sein. Diese Psychopathologie wird ihrerseits wechselnd stark überformt von Zeichen der *Verleugnungsarbeit.*

2) Technik der präoperativ angewandten Psychotherapie.

Die Anzeige zur *präoperativen psychotherapeutischen* Betreuung des Patienten ist z. B. dann gegeben, wenn der Patient – im Falle von *zu schwacher* Verleugnungsarbeit – von der Psychopathologie zu intensiv irritiert wird oder wenn beim Patienten – im Falle von *zu starker* Verleugnungsarbeit – keine hinreichende Einsicht in die Notwendigkeit der Operation vorliegt. In direktem Verbund mit dieser unzureichenden Bewältigung des bevorstehenden Operationstraumas des Patienten stehen häufig eine stärkere neurotische Gestörtheit und eine defizitäre familiäre Situation.

Bei diesen psychotherapiebedürftigen Crohn-Patienten handelt es sich um eine kleinere Kerngruppe, da die Mehrzahl der Patienten das bevorstehende Operationstrauma emotional bewältigen kann und zwar aufgrund eigener, ausreichend effektiver Copingmechanismen; ferner dank hinreichender Zuwendung durch die Ärzte-Schwestern-Pfleger-Gruppe sowie schließlich infolge genügender familiärer Unterstützung und Ermutigung.

Sofern bei den Patienten der kleineren psychotherapiebedürftigen Kerngruppe eine *positive* Motivation für *präoperativ* anzuwendende Psychotherapie vorliegt, dann kommt folgendes Vorgehen in Frage:

a) *verbale Katharsis* von subjektiv bedrängenden Gedanken und Gefühlen angesichts der bevorstehenden Operation,

b) genügende Würdigung des gewöhnlich großen *Informationsbedürfnisses* des Patienten mit geduldigem Eingehen auf dessen gestellte Fragen sowie u. U. Mobilisierung von Chirurgen und Anästhesisten zur Beseitigung von faßbar groben Informationslücken,

c) Durchsprache von früheren prä- und postoperativen Erfahrungen des Patienten,

d) im Falle von zu stark abgewehrter Angst und Depression der Versuch von deren bewußtseinsnäherer Aufdeckung für das Erleben des Patienten ausgehend von der Hypothese, daß zu intensiv verleugnete Ängste und Depression den postoperativen Verlauf in psychischer Hinsicht nachteilig beeinflussen können.

Postoperative Situation. Individuelle Psychotherapie

Unmittelbare postoperative Phase

Anläßlich der unmittelbaren *postoperativen* Phase, die infolge eines Rückganges der sekundärpsychischen Veränderungen eine erste seelische Stabilisierung des Patienten nach sich zieht, haben sich – eigentlich für alle Patienten – folgende 3 psychotherapeutische Interventionen als wirksam erwiesen, die auch seitens der Ärzte-Schwester-Pfleger-Gruppen angewandt werden können:

1) Wiederholte Anregung des Patienten zur *Verbalisierung* seiner *sekundären Hypochondrie,* also medizinisch orientierte Selbstbeschäftigung. Dank solcher kathartischer (Ab)reaktionen fühlt sich der Patient merklich entlastet.
2) Einer ganz besonderen Berücksichtigung bedürfen erkennbare *frustrationsaggressive* Strebungen, die umgehend angesprochen werden sollten, zumal durch sie eine Depression entscheidend mitbegründet wird. Derartige frustrationsaggressive Strebungen entstehen einesteils infolge jener subjektiv erlebten Versagungen, die sich für den Patienten im klinischen Alltag nicht vermeiden lassen, anderenteils entspringen sie der subjektiv quälenden Frage des Patienten: „Warum gerade ich und nicht der andere?". Der Patient neigt zur Unterdrückung seiner frustrationsaggressiven Strebungen, denn er befürchtet, bei deren Äußerung unwiderruflich die Zuwendung seiner näheren und weiteren Umwelt zu verlieren. Sofern die Aggressionsabwehr des Patienten vorübergehend durchlässig wird, und rezidivierend Groll, Unmut, Hadern oder gar Feindseligkeit zutagetreten, dann ist es sehr wichtig, daß Ärzte und Pflegepersonen dem Patienten ermöglichen, seine frustrationsaggressiven Strebungen Schritt für Schritt zu verbalisieren. Diese von betonter Toleranz geprägte Präsenz ist für das Erleben des Patienten unverhältnismäßig besser als das immer wieder beobachtbare Agieren von Ärzte-Schwestern-Pfleger-Gruppen gegen frustrationsaggressive Unmutsäußerung des Patienten, durch die sich Ärzte und Pflegepersonen gekränkt fühlen könnten.
3) Infolge dieser kathartischen Abfuhr von krankheitsbezogenen, den Patienten stärker beeinträchtigenden Gedanken und Gefühlen wird die vorher eingeschränkte *Introspektionsfähigkeit* des Patienten wieder etwas *gesteigert.* Diese Steigerung ermöglicht die Förderung von gemeinsamem Reflektieren mit dem Patienten hinsichtlich seiner medizinischen und persönlichen Probleme, wodurch seine Kooperationsfähigkeit verstärkt wird.

Spätere postoperative Phase

Die Förderung von Introspektion und Selbstreflexion ist beim Patienten eine wichtige Voraussetzung für die psychotherapeutischen Interventionen der späteren postoperativen Phase, die wiederum in enger Kooperation mit den Gastroenterologen bzw. Chirurgen erfolgen.

Im Rahmen der darauffolgenden Phase der Bemühung um eine möglichst andauernde Rezidivprophylaxe lautet für den Psychosomatiker das ergänzende psychotherapeutische Ziel wie folgt: den Crohn-Patienten motivational für eine konfliktbearbeitende Psychotherapie aufzuschließen.

1) Supportive Psychotherapie.

Diese Aufschließung des Patienten erreichen wir zunächst durch die Anzeige zur supportiven Psychotherapie.

Das Konzept der supportiven Psychotherapie mit dem Ziel der anschließenden Konfliktbearbeitung betrifft als 1. Schritt den Aufbau einer oralnarzißtischen Objektbeziehung. Der Begriff „oralnarzißtisch" beinhaltet für den Therapeuten das Ziel, den Patienten nach erlittenen Objektverlusten im Sinne eines Ersatzobjektes seine protektive Nähe fühlen zu lassen und zur ersten Stabilisierung des labilen Selbstwertgefühls des Patienten beizutragen.

Der 2. Behandlungsschritt hat zum Ziel, die Fähigkeit des Patienten zur Wahrnehmung der eigenen Gefühle zu fördern. Das Verhalten des Therapeuten ist einesteils gekennzeichnet durch das Anbieten und Durchsprechen von Beispielen, die emotionsträchtige Inhalte (insbesondere Phantasien) betreffen; anderenteils durch die Ermutigung des Patienten, über seine Gefühle zu reflektieren und diesem Hilfen zu vermitteln, Gefühle differenzierter wahrzunehmen und zu beschreiben.

Der 3. Schritt beinhaltet die nähere Beschäftigung des Therapeuten mit dem nunmehr erstmals faßbaren Selbstreflexionsvermögen des Patienten, wodurch gleichzeitig ein beginnendes umschriebenes Konfliktbewußtsein signalisiert wird. Jetzt im Stadium einer tragfähiger werdenden Objektbeziehung können wir angesichts des Patienten auch oberflächliche Konfrontationen und Interpretationen geben.

2) Konfliktbearbeitende Psychotherapie.

Damit ist – im Sinne des 4. Behandlungsschrittes – der Übergang von der supportiven Psychotherapie zur konfliktbearbeitenden Psychotherapie gegeben. Die Konfliktbearbeitung erfolgt zweckmäßigerweise zunächst innerhalb eines stationär-psychosomatischen Settings, das v. a. ausgezeichnet ist durch den Mittelpunkt der psychoanalytisch orientierten Gruppentherapie sowie anderenteils einen engen Verbund aufweist mit semi- oder nonverbalen Verfahren, da diese nicht nur eine andere Ausdrucksebene als die psychoanalytische Technik ansprechen, sondern auch spielerisch-kreative Gestaltungen nach Art der Übung und Selbsterfahrung einbeziehen.

Ausgehend von diesen 4 Behandlungsschritten vermögen wir in Hannover für solche Crohn-Patienten, die wir im Rahmen unserer konsiliarischen Servicetätigkeit (innere Ambulanz) sehen, eine kontinuierliche Psychotherapiemöglichkeit anzubieten, die zunächst – ergänzend zur somatischen Therapie – auf den klinisch-medizinischen Stationen beginnt und nach geglückter körperlicher Stabilisierung in eine stationär-psychosomatische Behandlung ausmünden kann, die ihrerseits ebenfalls im engen interdisziplinären Verbund abläuft. Insbesondere betrachten wir es als sehr wichtig, daß unsere psychotherapeutischen Interventionen bereits unmittelbar nach der Klinikaufnahme auf der medizinischen Station beginnen, damit schon frühzeitig beim Patienten eine psychotherapeutische Motivation geweckt wird, die sich späterhin anläßlich seiner Krankheitsremission u. U. viel schwieriger herausarbeiten ließe. Wir erfassen also mit unserem initialen psychosomatischen Zugang gerade solche Patienten, die außerhalb eines primär supportiven Ansatzes psychotherapeutisch niemals erreicht würden.

Bei uns in Hannover kommen im Rahmen der supportiven Psychotherapie *studentische Hilfstherapeuten* zum Einsatz, die zeitintensiv supervidiert werden.

Allerdings bedarf es hier des einschränkenden Hinweises, daß dieses interdisziplinär orientierte Versorgungsmodell hinsichtlich seines psychosomatischen Anteils derzeit nicht bei jedem Patienten, der uns zur Mitbehandlung überwiesen wird, angewandt werden kann, weil dadurch unsere personellen Verfügbarkeiten überfordert würden. Jedoch sind wir imstande, mittels dieses Versorgungsmodells so viele Patienten systematisch-psychotherapeutisch zu erfassen, daß wir nicht nur eine optimale Arbeitserfahrung im Umgang mit Crohn-Patienten erlangen, sondern auch gezielte Forschungsstrategien einleiten können.

3) Vorläufiger empirischer Beleg.

Für die Möglichkeit der Verwirklichung dieses auf Rezidivprophylaxe ausgerichteten psychotherapeutischen Ziels könnten in einem ersten Ansatz die Ergebnisse einer eigenen umschriebenen, kontrollierten Psychotherapiestudie bei Crohn-Patienten sprechen, die auf einer gastroenterologischen Station hospitalisiert waren. Die während des 5- bis 6wöchtigen stationär-internistischen Aufenthalts ergänzend angebotene Psychotherapie ergab bei den Patienten – gegensätzlich zur Kontrollgruppe – 4 Monate nach der Entlassung anläßlich des 1. Follow-up signifikante Behandlungs- und Wechselwirkungseffekte für die Variablen „Depression", „allgemeine Angst" und „somatischer Aktivitätsindex". Diese Therapieeffekte vermochten wir zwar 13 Monate später anläßlich des 2. Follow-up nicht mehr nachzuweisen. Jedoch läßt sich dieser fehlende Nachweis dadurch erklären, daß wir die ergänzende Psychotherapie bei den Patienten nach deren Entlassung nicht mehr weiterführen konnten, weil damals keine genügende Zahl von Therapeuten verfügbar war. Hier soll unsere nächste empirische Psychotherapiestudie bei Crohn-Patienten ansetzen, von der Hypothese ausgehend, daß sich im Falle des nahtlosen Übergangs von stationär-gastroenterologisch angewandter, ergänzender Psychotherapie zur ambulanten Psychotherapie die positiven Psychotherapieeffekte bei der Behandlungsgruppe auch über das 2. Follow-up aufzeigen lassen. Es ginge also um die Klärung der Effektivität einer ergänzenden ambulant-psychotherapeutischen Langzeitführung des Crohn-Patienten auch im Stadium der Remission mit dem klar definierten Ziel der *Rezidivprophylaxe* und zwar wiederum in enger Kooperation mit den Gastroenterologen.

Familientherapie

Ausgehend von einer *familiendynamischen* Sicht beobachteten wir v. a. in den Familien der jüngeren Crohn-Patienten, daß gerade dort meist 3 Generationen (Großeltern, Eltern, Kinder) in gegenseitiger Abhängigkeit stark ineinander verklammert waren mit der Konsequenz einer überfürsorglichen Aufzucht von Kindern, die dadurch emotional an ihre (Groß)eltern gebunden blieben und zwar auch dann noch, wenn diese (früheren) Kinder späterhin selbst neue Familien gegründet hatten. Dadurch wurde uns hier der familiendynamische Ansatz geradezu aufgezwungen, zumal die Crohn-Patienten überwiegend noch jünger waren und deshalb für die familientherapeutische Arbeit häufig nicht nur die Eltern, sondern auch –

zumindest anläßlich von Subsystemsitzungen – die Großeltern verfügbar waren, wir also eine *Dreigenerationenpersektive* anzulegen vermochten. Darüber hinaus stellten wir bei den Familien der jüngeren Crohn-Patienten fest, daß diese in der Regel auch bestrebt waren, tiefgreifende Veränderungen ihres familiären Gefüges zu vermeiden und das Austragen von Konflikten durch starke (neurotische) Harmonisierungstendenzen zu verhindern. Hier beobachteten wir sehr prägnant das *Fehlen* einer *Individuation* d. h. die Unfähigkeit der familiären Mitglieder, sich innerhalb und außerhalb der Familie abzugrenzen sowie gleichzeitig, einen lebendigen Austausch zu haben, in dem sich unterschiedliche Positionen bestimmen, Konflikte austragen und Kompromisse aushandeln lassen.

Aufgrund der zuletzt skizzierten familiendynamischen Befunde, v. a. in den Familien jüngerer Crohn-Patienten umschreiben wir in Hannover während der *späteren* postoperativen Phase – zusammen mit dem Gastroenterologen – die ergänzende Psychotherapie in Richtung der *Rezidivprophylaxe* anhand folgender 3 Schritte:

1) Supportive Psychotherapie mit dem Ziel einer motivationalen Aufschließung des Patienten für konfliktbearbeitende Psychotherapie.
2) Sofern sich dieses Ziel verwirklichen läßt: möglichst Einweisung in ein stationär-psychosomatisches Setting mit anschließender ambulanter Nachversorgung.
3) Familientherapeutische Interventionen einesteils parallel zur supportiven Psychotherapie, anderenteils der stationären Psychotherapie vorausgehend oder nachfolgend.

Wir sind uns völlig darüber im klaren, daß dieser interdisziplinär orientierte Therapieansatz nur dann glaubhaft praktikabel wird, wenn gleichzeitig eine sorgfältige, empirisch begründete Begleitforschung erfolgt.

Literatur

Freyberger H (1979) Chirurgie. In: Psychosomatik. P. Hahn (Hrsg) Psychologie des 20. Jahrhunderts. Kindler, Zürich, S 588–608

Haertel-Weiss G, Hellmann-Backhaus U, Weiss T, Otte H, Buhl R, Lempa W, Künsebeck HW, Freyberger H (1985) Systematische Familientherapie in klinisch-psychosomatischer Sicht. Therapiewoche 52: 5921–5925

Künsebeck HW, Liedtke R, Wellmann W, Lempa W, Freyberger H (1986) Kurz- und Langzeiteffekte ergänzender Psychotherapie bei Patienten mit Morbus Crohn. (Vortr. 24. Arb. Tag. Dtsches. Kolleg. Psychosom. Med., Schömberg (7. 3. 1986) im Druck)

Die prä- und postoperative Situation des Colitis-ulcerosa-Kranken. Untersuchungen mit dem thematischen Apperzeptionstest (TAT)

B. und R. Klußmann

Von tiefenpsychologischer Seite werden zum Verständnis des psychosomatisch Colitis-ulcerosa-Kranken Störungen zweier Entwicklungsbereiche zur Erklärung herangezogen:

1) die Libidotheorie mit Störungen v.a. in der analen Phase der frühkindlichen Entwicklung,
2) das sog. narzißtische Regulationssystem mit einer Störung in der Entwicklung des Selbstwertgefühls.

Ad 1: Der Vorgang der Stuhlentleerung ist bei jedem Menschen mit 3 Gefühlskomponenten verbunden:

1) die Stuhlentleerung im Sinne des Hergebens, des (Sich)verschenkens – auch von Besitz (Mythologie: der Dukatenscheißer, der Goldesel),
2) die Stuhlentleerung als erste Leistung (übertragene Bedeutung des Wortes „Durchfall"),
3) die Stuhlentleerung als aggressives Geschehen (Fäkalsprache, Volksmund: z.B. jemanden an- und bescheißen).

Entsprechend wurden Lücken im analretentiven Antriebserleben beschrieben: die Colitis-ulcerosa-Kranken können schwer „nein" sagen, sie verausgaben sich übermäßig bei ausgeprägten Verpflichtungsgefühlen. Zwangssymptome mit peinlicher Ordnung und Sauberkeit, Pünktlichkeit, Gewissenhaftigkeit und dem Drang nach Perfektionismus kommen hinzu. *Ad 2:* In der prämorbiden Persönlichkeit werden große Passivität oder ein überkompensatorisch aktives Verhalten als Ausdruck einer Ich-Schwäche beobachtet. Wesentliches Merkmal der „narzißtischen Bedürftigkeit" ist die hochambivalente Abhängigkeit von einer „Schlüsselperson" (Engel 1955) mit dem Bedürfnis nach Zuwendung, Nähe, Geborgenheit. Eine reife Individuation wird verhindert, die Betroffen stagnieren in infantiler Abhängigkeit. Entsprechend findet sich ein unsicheres Selbstwertgefühl, das sich in (manchmal überspielten) Minderwertigkeits- und Schuldgefühlen zeigt. Verhaltensnormalität, Affektarmut, Unterwerfungstendenzen weisen auf eine Störung des Aggressionsbereichs, die sich in Leistungs- und Opferbereitschaft wiederfinden kann.

Pathologische Familienstrukturen mit Harmonisierungstendenzen bei einer oft dominierenden Mutter und einem nicht selten brutalen Vater werden als Hintergründe der geschilderten Primärpersönlichkeit beschrieben. Eine frühkindliche Deprivationssituation läßt die Bildung einer reifen internalisierten Objektrepräsentanz nicht zu: die ständige Anwesenheit der Schlüsselfigur (Mutter/Ersatzfigur) ist nötig. Bei deren Verlust ist ein normaler Trauervorgang behindert. Der Objektverlust erhält seine pathogene Valenz durch die narzißtische Bedürftigkeit mit vorwiegend anaklitisch-anklammernden Objektbeziehungen. Als Auslöser der Colitis ulcerosa ist meistens ein Objektverlust nachweisbar.

Die frühkindlichen Gegebenheiten spielen bei der Erkrankung eine wesentliche, aber nicht die einzige Rolle. Disposition, Immungeschehen, bisher ungeklärte Infekte und anderes mehr tragen zu dem multifaktoriellen Verursachungsbündel der Erkrankung bei.

In der vorliegenden Untersuchung wurden 14 proktokolektomierte ehemalige Colitis-ulcerosa-Kranke (10 Frauen, 4 Männer) und 14 nichtkolektomierte Colitis-ulcerosa-Kranke (8 Frauen, 6 Männer) mit Hilfe des tiefenpsychologisch biographischen Interviews und des thematischen Apperzeptionstests (TAT) untersucht.

Der TAT ist für die Nachzeichnung von Entwicklungsverläufen besonders geeignet. Es ging hier v. a. darum, ob und in welcher Weise frühe Entwicklungsstörungen im TAT abgebildet werden. Im Zusammenhang damit stellte sich die Frage nach der postoperativen Lebensbewältigung der untersuchten Patienten. Dabei war von Interesse, ob es nach der Entfernung des Dickdarms als Austragsort des psychosomatischen Symptoms Colitis ulcerosa zu einem veränderten Persönlichkeitsbild gekommen oder gar eine Symptomverschiebung eingetreten war.

Die TAT-Auswertung erfolgte auf der Basis der Erkenntnisse der psychoanalytischen Entwicklungspsychologie. Die Ergebnisse wurden in einer induktiven Vorgehensweise (Ermittlung aller Auffälligkeiten) gewonnen. Die Fülle der erhobenen Befunde eignete sich auch zur statistischen Verrechnung und Vergleichung von Einzeldaten. Die vorliegende Untersuchung legte das Gewicht jedoch auf die Erarbeitung umfassenderer, wesentlicher Strukturmerkmale im Gesamtzusammenhang der Lebensgeschichte der untersuchten Patienten (B. Klußmann 1984).

Der TAT ist ein interpretationsoffenes Projektivverfahren. Der Proband wird aufgefordert, zu (hier 16) Bildtafeln jeweils eine möglichst daramatische Geschichte zu erzählen. Der Test beruht auf der Annahme, daß der Proband eigene Probleme, Bedürfnisse und Konflikte darstellt, die er auf direktes Befragen hin nicht äußern würde oder könnte. Die einzelnen Tafeln lassen sich als bildhafte Andeutungen verschiedener lebensgeschichtlicher Grundsituationen auffassen. Die thematische Valenz der jeweiligen Tafel enthält für den Probanden die Anregung, in ähnlichen Lebenssituationen aufgetretene Probleme aufzugreifen und darzustellen. Seine innere Erlebniswelt wird sichtbar. In seiner Verlaufsgestalt macht der TAT den Werdeprozeß der Persönlichkeit zugänglich (Revers 1973). Bei der Untersuchung der operierten und nicht operierten Colitis-ulcerosa-Patienten ergaben sich folgende Befunde hinsichtlich ihrer psychosozialen Gegebenheiten und ihrer Persönlichkeit.

Die familiäre Situation

Besonderheiten der Mutter-Kind-Beziehung bei Colitis-ulcerosa-Kranken wurden seit den ersten systematischen psychosomatischen Kolitisuntersuchungen (Murray 1930) immer hervorgehoben. Die Psychodynamik der Kranken wird weitgehend zurückgeführt auf die Dominanz einer übermächtigen, herrschsüchtigen, perfektionistisch kontrollierenden, überfürsorglichen und/oder offen zurückweisenden Mutter, die wenig emotionale Wärme ausstrahlt, die Strebungen des Kindes nach eigener Entwicklung blockiert und es damit in einer symbiotischen Abhängigkeit festhält. Aufgrund unserer Ergebnisse müssen wir hier als gemeinsamen Grundnenner dieser Merkmale eine starke narzistische Bedürftigkeit der Mütter betonen, die im Sinne von Zepf (1976, 1986) eine zentrale Bedingung einer psychosomatogenen Entwicklung bildet.

In den entscheidenden ersten Lebensjahren der untersuchten Patienten waren deren Mütter sowohl im Sinne eines realen Anwesenheitsmangels als auch im Sinne einer fehlenden „optimalen emotionalen Verfügbarkeit" nicht ausreichend erreichbar (Winnicott 1974). 6 Mütter waren alleinstehend, bei 7 weiteren war der Ehemann in den ersten Lebensjahren des Kindes abwesend, 2 Mütter starben, 4 „gingen weg", 1 wurde psychotisch, 2 verfielen dem Alkohol. 12 Mütter sorgten in dieser frühen Lebensperiode des Kindes ganz oder teilweise für den Unterhalt, d.h. sie waren weitgehend abwesend. Die narzißtische Bedürftigkeit der Mütter wird im TAT eingehend illustriert.

In der Interaktion mit ihrem Kind waren die Mütter zwanghaft „ordentlich und sauber", kontrollierend, herrschsüchtig, streng, hart, versagend. Alle Kinder wurden geschlagen. Die Patienten nennen diese Merkmale, speziell „Ordnung und Sauberkeit" im Interview spontan, wobei sie sie eher als positiv hinstellen und einbetten in Äußerungen wie: „Alles war ganz normal ... das Elternhaus war liebevoll!" In den TAT-Geschichten spielt das „zwanghafte Saubermachen" dagegen nicht mehr die beherrschende Rolle, und die dahinterstehenden, vom Kind als existenzbedrohend erlebten Beziehungsqualitäten des Verlassenseins, Abgelehntseins, des Erlebens von Kälte, Verständnislosigkeit, fehlender Empathie, gewalttätiger Herrschsucht, individuationsverhindernder Einengung und Umklammerung treten hervor.

Im Gegensatz zu Aussagen in der psychosomatischen Literatur bilden bei den Müttern der frühen (und späteren) Kindheit überprotektive Merkmale die Ausnahme und sind – sofern man überhaupt davon sprechen kann – aufzufassen im Sinne strenger Kontrolle, nicht im Sinne von Verwöhnung.

Alle Patienten haben in den ersten Lebensjahren einen Mangel an ausreichender Bemutterung erlitten, alle zeigen im Erwachsenenalter eine pathologische Mutterbindung. Keiner konnte die (innere) Abhängigkeit des kleinen Kindes von der Mutter jemals auflösen. 15 Patienten leben im Erwachsenenalter in enger räumlicher Verbindung mit der Mutter(ersatzperson), alle benötigen die Realpräsenz einer entsprechenden „Schlüsselfigur". Es handelt sich um eine wechselseitige Abhängigkeit. Die in den frühen Lebensjahren ihres Kindes so versagenden Mütter klammern sich an ihr erwachsenes Kind.

Im Interaktionsgefüge der Familie bieten die Väter das Bild des *„schwachen Vaters"* (Stork 1974, Herrmann 1986). Drei (uneheliche) Patienten haben ihren Vater nie gesehen, bei 6 weiteren war der Vater in den ersten 5 Lebensjahren überwiegend abwesend. Eine Patientin hat „keine Erinnerung" an den Vater, der in ihrem 4. Lebensjahr die Familie verließ. Neben der Tatsache, daß auf den Vater überhaupt wenig Bezug genommen wird, sind Hinweise auf seine Schwäche und Unerreichbarkeit v. a. in Äußerungen der Patienten über seine Abwesenheit, seine Unterlegenheit gegenüber der Mutter, seine „Stille und Zurückgezogenheit", aber auch über seine Strenge und Unberechenbarkeit, die ihn der Beziehung ebenso entrückten, eine Orientierung nicht zuließen und den Übergang von einer dyadischen in eine triadische Struktur blockierten, enthalten. Obwohl in 6 Protokollen das Wort „Vater" kein einziges Mal erscheint, kommt die Vaterproblematik in allen

TATs zum Tragen (diffuse Vatersehnsucht, tiefe Enttäuschung und verdeckter Groll über das Verlassenwordensein oder die dargestellte Vaterfigur nimmt äußerst bedrohliche Züge an).

Alle Patienten wurden in den ersten Lebensjahren in ihren Entwicklungsaufgaben und -bedürfnissen *alleingelassen*. Anamnese und TAT zeigen einen beklemmenden Mangel an „primärer Bemutterung", konstanter emotionaler Verfügbarkeit einer Bezugsperson, Empathie und Geborgenheit sowie die resultierenden Grundgefühle der Einsamkeit und die katastrophalen Folgen für das weitere Leben. Alle Patienten waren ungewünschte Kinder, 8 wurden unehelich geboren, 14 hatten in den ersten 5 Lebensjahren ein unvollständiges Elternhaus. Die in bezug auf Colitis-ulcerosa-Patienten beschriebene Überforderung und Hergabebereitschaft nimmt hier ihren Anfang. In allen TAT-Protokollen kristallisiert sich ein Muster heraus, das hinter jeder späteren Überforderung und Verausgabung eine Grunderfahrung der Überforderung zeigt, die darin besteht, daß die Patienten in ihren Entwicklungsaufgaben alleingelassen und gezwungen wurden, aktive, der Individuation dienende Entwicklungsschritte nicht zu vollziehen und sich den narzißtischen Bedürfnissen und unkindgemäßen Forderungen ihrer Bezugspersonen anzupassen.

Die Verhaltensnormalität

In jüngerer Zeit wird die Aufmerksamkeit zunehmend auf die Tatsache gelenkt, daß das beobachtbare Verhalten psychosomatisch Kranker generell in Übereinstimmung mit den normativen Verhaltenserwartungen ihrer Umwelt stehe (Brede 1972). Im Gegensatz zu den bei anderen psychogenen Erkrankungen deutlich vorhandenen Verhaltensdeviationen wird damit bei den Psychosomatosen gerade die nicht vorhandene Normabweichung als auffällig erkannt. Auch bei den untersuchten Patienten fiel die „Verhaltensnormalität" (Zepf 1976) als wesentlichen und charakteristisches Merkmal auf. Der Begriff wird hier als Überschrift gewählt, weil er den klinischen Status *aller* Patienten gut beschreibt, während der Begriff „Alexithymie" oder die Nomenklatur der „französischen Schule" teilweise zu weit gefaßt sind bzw. der theoretische Status dieser Begriffe zu vieldeutig ist.

Die Patienten beschwören geradezu die „Normalität" ihres Lebens, ihrer Kindheit, ihres Elternhauses bei gleichzeitig kargen „Erinnerungen". In der Untersuchungssituation sind sie überaus kooperativ, freundlich, pünktlich, tun alles „Verlangte". In bezug auf enge Bezugspersonen äußern sie keine offenen Aggressionen. Die Verhaltensnormalität ist das Resultat ihrer spezifischen Entwicklung einschließlich bestimmter Strategien zur Abwehr der tiefen Depression (über den Verlust des wahren Selbst): Im TAT wird diese „Unauffälligkeit nach außen, in der Arbeit, im alltäglichen Trott", wie eine Patientin es formuliert, direkt thematisiert – das „Normalsein" und Sichabmühen um jeden Preis, „um wenigstens nach außen hin die gestellten Anforderungen zu erfüllen".

Im Zusammenhang mit dem „übernormalen" Verhalten, mit dem sich psychosomatisch Kranke widerspruchslos an herrschende Normen anpassen, rückte unter dem Titel „Alexithymie" auch eine Unfähigkeit ins Blickfeld, Gefühle ausreichend differenzieren und/oder mit Worten adäquat ausdrücken zu können. Auf sprachlicher Ebene stellt sich dieser Sachverhalt als ein Mangel an emotionalen subjektiven

Konnotationen dar (Zepf 1986). Dies ist für die untersuchten Patienten teilweise zu bestätigen. Es ist jedoch eindrucksvoll, mit welcher Eindringlichkeit die Patienten *ihre* Lebensthemen *im TAT* schildern: das Verlassenwordensein, die existentielle Bedrohung, die Sehnsucht nach Zuwendung und Geborgenheit, die Verzweiflung, Hilf- und Hoffnungslosigkeit.

Hinsichtlich Sprache, Affektivität, Motorik fallen äußerlich auf: ein mühsames, qualvolles Ringen um verbalen Ausdruck (3 Patienten) oder ein überstürztes, überschüttendes Reden (11). Letztere Ausdrucksweise kann abrupt in die erste übergehen (z.B. bei der Anforderung, die TAT-Geschichten zu erzählen), wenn sich das Gespräch von Allgemeinplätzen entfernt. Ein Patient zeigt eine automatenhafte Sprechweise, 17 Patienten eine starke, nicht integrierte (Angst-, Abwehr-)Mimik und/oder -Gestik (z.B. ein starres Dauerlächeln, das abrupt in ein Weinen übergehen kann). Die Körpersymptomatik wird entweder verharmlost oder (unter Ausschluß alles anderen) minuziös geschildert.

Die Objektbeziehungen

Die Objektbeziehungen der untersuchten Patienten weisen narzißtische Qualitäten auf. Es handelt sich um symbiotische Beziehungen. Entsprechend den Beschreibungen der Phänomenologie von Colitis ulcerosa-Patienten sind die Patienten abhängig von der Realpräsenz einer Schlüsselfigur. Im TAT wird ein Angelpunkt der frühen Entwicklung dargestellt, an dem die Präsenz der primären Bezugsperson lebensnotwendig ist. Alle Protokolle zeigen Beziehungsstrukturen im Sinne eines passiven, symbiotischen Verlangens, eines anklammernden Verhaltens, der Abhängigkeit des Babys. Ein maligner Zirkel ergibt sich daraus, daß neben der Darstellung dieser anklammernden Beziehungen, der Sehnsucht nach Geborgenheit und Zuwendung die Beziehungen ansonsten als negativ (feindselig, freudlos, enttäuschend) dargestellt oder die genannten Personen in emotionaler Leere wie Gegenstände nebeneinandergestellt werden. Oder es herrscht eine totale Beziehungslosigkeit, die Figuren sind (in Leere, Öde, Wüste, Eiseskälte, Gefängnis) allein. Der Objektverlust spielt die zentrale Rolle im Erleben der Patienten – im Interview mit kargen Worten angedeutet, im TAT eingehend und in seiner Ursprungsgeschichte geschildert. Dargestellt wird der schmerzliche Verlust einer Beziehungsperson, der die Hauptfigur in die Situation totaler Verzweiflung, Hilf- und Hoffnungslosigkeit bringt, ohne daß eine Auseinandersetzung bzw. konstruktive Trauerarbeit möglich sind.

Narzißtische Kränkungen (auch Objektverluste) werden in allen Protokollen geschildert in Form eines vergeblichen Ringens um Empathie und Zuwendung, in einem Betrogensein (um Zuwendung), Demütigung, Mißhandlung, Unterdrückung. Immer wird eine negative Objekterwartung (Urmißtrauen) verbalisiert. Narzißtische Eifersucht, im Interview nur im Ausnahmefall angesprochen, stellen im TAT 23 Patienten dar. Alle Protokolle illustrieren einen, von den Primärobjekten ausgehenden Leistungszwang (Überforderung), der Individuationswünsche im Keim erstickt. Expansive Bestrebungen zeigen sich im TAT als panische Flucht, resigniertes „Weggehen" ohne Ziel (Isolation, emotionale Entleerung) oder mit selbstdestruktivem Ziel (Suizid usw.). Die bedrohlichen, zerstörenden Eigenschaften der Bezugspersonen (inneren Objekte), die Verfolgungscharakter annehmen können, werden in allen Protokollen im einzelnen dargestellt.

Erwähnt seien in diesem Zusammenhang auch die „frühesten Kindheitserinnerungen" (fE): Bezugspersonen (genannt wird am häufigsten die Mutter) werden in der Regel negativ (abgewandt) erlebt oder kommen nicht vor. Vorherrschend ist eine affektive Gestimmtheit im Sinne eines passiven Ausgeliefertseins. Den Inhalt der fE bilden die Bedrohung oder Verletzung der eigenen Integrität, der schmerzliche Verlust von Beziehungspersonen, Erlebnisse der Vereinsamung und des Ausgeschlossenseins. Die Objektverlustproblematik die im TAT ein zentrales Thema bildet und immer einhergeht mit dem Erleben einer existentiellen Bedrohung, tritt auch in den fE deutlich zutage.

Als *auslösende Situationen* für das Erstauftreten der Colitis ulcerosa, schwere Rezidive und eine plötzliche Verschlimmerung der Symptomatik nach chronischem Verlauf lassen sich in den Anamnesen unserer Patienten Lebenssituationen im Sinne eines Objektverlusts nachweisen, in der Regel die Trennung von bzw. der innerlich erlebte Verlust der Schlüsselfigur. Diese Objektverlusterlebnisse erweisen sich als Wiederbelebungen der traumatischen Objektverlustproblematik in der frühen Kindheit. Im TAT wird der Objektverlust dargestellt in seiner existentiellen Bedrohung (Vernichtungsangst). Er löst eine tiefe Depression aus (Verzweiflung, Hilf-, Hoffnungslosigkeit, Selbstaufgabe), ohne Möglichkeit einer eigenen, aktiven Verarbeitung (konstruktive Trauerarbeit) und damit ohne positiven Zukunftsaspekt.

Das Aggressionsverhalten

Entsprechend zahlreichen Literaturbefunden zeigen die Patienten ein gehemmtes Aggressionsverhalten. Im Rahmen der Verhaltensnormalität sind sie in der Untersuchungssituation kooperativ und freundlich bis devot und äußern kaum direkte Aggressionen. Im TAT fällt ein Fehlen aggressiver affektiver- oder Verhaltensäußerungen auf. Die Figuren zeigen trotz Überforderung und Ersticktwerden der eigenen Individuationsimpulse eine stumme Fügsamkeit, Anpassung, Gefühlsunterdrückung, Leistungs- und Hergabebereitschaft, apathische Pflichterfüllung und den Einsatz ihrer ganzen Energie ohne Hoffnung auf Erfolg (d. h. ohne Hoffnung, die Forderungen der Primärobjekte je erfüllen zu können, akzeptiert zu werden). 23 Patienten betonen auch im TAT die „Normalität" und „Nichtdramatik", thematisieren eine brüchige Fassade äußerer Normalität. Eigene Wünsche und Bedürfnisse können kaum noch geäußert werden, in Ausnahmefällen wird der Wunschverzicht verbalisiert. Zwischen eigenen und auferlegten Forderungen kann nicht mehr unterschieden werden. Entsprechend kommt im TAT eine Unklarheit über den aggressiven Bereich, über die eigene Gefühlswelt zum Ausdruck. Zum Beispiel zeigt sich eine starke Ambivalenz, die Qualität der Gefühle bleibt eigenartig in der Schwebe, Merkmale von Beziehungspersonen, die positiv dargestellt werden sollen, wandeln sich im Laufe der Schilderung zu bedrohlichen Zügen.

Die Patienten schildern im TAT jedoch ausführlich Situationen erlittener Aggression im Sinne eines Unterdrücktwerdens, Alleshergebenmüssens, Ausgeraubtwerdens, von Gefängnissituationen und äußerster Existenzgefährdung. Häufig ist von einer „schweren, dunklen Vergangenheit" die Rede. Alle Patienten schildern einen

Prozeß qualvollen Sterbens, der von einer Abtötung der inneren Lebendigkeit bis zu grausam-konkreten Schilderungen reicht.

Einen abrupten, unkontrollierten Durchbruch narzißtischer Wut, Eifersucht und Rachewünsche thematisieren im TAT immerhin 20 Patienten, und zwar immer als Reaktion auf einen Objektverlust in Situationen der späteren Lebensgeschichte. Der Durchbruch archaischer Aggressionsaffekte beschränkt sich jedoch auf Einzelsituationen und nimmt in den Gesamtprotokollen weit weniger Raum ein als das auffallende Fehlen aggressiver Reaktionen, die stumme Anpassung, Passivität, Apathie. Nach dem Durchbruch setzen Verleugnungs- und Selbstbestrafungsprozesse ein, ein „Nichtverstehen" des vorherigen eigenen Verhaltens, ein „Entsetzen über sich selbst". Dies entspricht den von Kernberg (1978) für die Borderlinepersönlichkeiten beschriebenen plötzlichen Schwankungen von einem (immer bewußten, aber dem Betreffenden selbst „unerklärlichen") affektiven Zustand in den entgegengesetzten. Im Gegensatz zu diesen Persönlichkeiten scheint bei den untersuchten Patienten an der Stelle manifest geäußerter Aggressionsaffekte das psychosomatische Symptom zu stehen. Die Autoaggression spielt im TAT eine zentrale Rolle. Eine Wendung der Aggression gegen die eigene Person im Sinne einer Selbstzerstörung durch Suizid, Suchtverhalten etc. thematisieren 24 Patienten, 26 Patienten die Selbstzerstörung durch Krankheit und Tod.

Selbstwertgefühl und Affekte

Der TAT illustriert den engen Zusammenhang zwischen Objektbeziehungen, Aggressionsverhalten und einem defizitären Selbstwertgefühl der untersuchten Patienten. Er zeigt die ursprüngliche narzißtische Kränkung – das Erleben des Abgelehntseins und der damit verbundenen existentiellen Bedrohung in der frühen Kindheit – die die Entwicklung eines autonomen Selbst nicht zuließ und die daraus resultierende narzißtische Kränkbarkeit in traumatischen Wiederholungssituationen der späteren Lebensgeschichte. Alle Protokolle zeigen inhaltlich eine tiefe Selbstunsicherheit durch die Kategorien Abgelehntsein und Überforderung und lassen sich lesen als Geschichte eines verzweifelten, vergeblichen Ringens um Autonomie.

Daraus ergeben sich bestimmte Affekte im Sinne einer Depression, die im Gegensatz zum Interview im TAT umfassend dargestellt werden. Ein inneres Wohlbehagen (Urvertrauen) fehlt, eine „innere Freudlosigkeit" bildet die Grundstimmung. Sie stellt sich im TAT dar als Resultat des erlittenen Zwangs zur Aufgabe der autonomen Lebensimpulse. Als Stationen dieses Prozesses beschreibt der TAT existenzbedrohende Erlebnisse der Enttäuschung, Verzweiflung, Fassungslosigkeit, fehlenden Zugehörigkeit, Mutterlosigkeit, des Verlassenwordenseins, Ausgestoßenseins, Ausgeschlossenseins, Abgelehntseins, der resultierenden Einsamkeit, Ratlosigkeit und Orientierungslosigkeit.

Die Protokolle lassen sich lesen als Geschichte der Depression über die verschiedenen Lebensstufen hinweg. Nach den beschriebenen Gefühlskonstellationen thematisieren alle Patienten Endzustände eines passiven Ausgeliefertseins, der Ausweglosigkeit; Erleben von Sinnlosigkeit; Gescheitertsein, „Gebrochensein"; Hilflosigkeit, Hoffnungslosigkeit, 80% der Patienten benutzen die Worte „Resignation" und „Selbstaufgabe", inhaltlich ergibt sich dieser Tatbestand in allen Protokollen. Die totale Passivität der TAT-Hauptfiguren in diesen Endzuständen steht in krassem Gegensatz zu der im (Berufs)alltag und in der Untersuchungssituation von den Patienten gezeigten Geschäftigkeit und Leistungsbereitschaft.

Es ist hier die Aufmerksamkeit auf die Auslösefaktoren der Erstmanifestation und eines Wiederauftretens der Kolitissymptome in Verbindung mit der Gefühlslage der Patienten in diesen Situationen zu lenken. Engel u. Schmale (1969) haben insbesondere am Beispiel Colitis ulcerosa allgemein für psychosomatische Krankheiten festgestellt, daß regelhaft jedem Erkrankungsbeginn und jedem neuen Schub ein „Given-up-giving-up-Syndrom" vorausgegangen war. Engel (1955) interpretiert diese mit Empfindungen des Alleinseins, Verwaistseins, Verlassenseins, der Ungewünschtheit und der Minderwertigkeit einhergehenden Gefühle im Sinne einer Depression. Bewußte Wut dagegen löse, selbst wenn sie unterdrückt wird, niemals einen Kolitisschub aus, es sei denn ein Gefühl der Hilflosigkeit und Verzweiflung folge darauf. Die TAT-Inhalte entsprechen Engels Beschreibungen der Depression. Die Hauptfiguren zeigen kaum Affekte unmittelbarer Wut. Geschieht dies doch, so handelt es sich um die unter Punkt 4 erwähnten Situationen eines abrupten, unkontrollierten Durchbruchs narzißtischer Wut, Eifersucht und Rachewünsche, auf den auch meistens wieder ein Zustand völliger Verzweiflung, des Entsetzens über das eigene Verhalten, der Selbstbestrafung, des Ausgeliefertseins (den eigenen Gefühlen und den strafenden Instanzen), der Hilf- und Hoffnungslosigkeit folgt.

Ebenso wie einige klinisch-psychosomatische Autoren beschreiben auch Internisten und Chirurgen, die Kolitispatienten im floriden Krankheitsschub erleben, depressive Manifestationen, während andere Autoren von der äußeren Unauffälligkeit, der emotionalen Leere und Verhaltensnormalität der Patienten berichten. In quantitativen psychometrischen Tests erweisen sich diese als unauffällig oder „übernormal" (Feldman et al. 1967).

Keiner unserer Patienten befand sich zum Zeitpunkt der Untersuchung im Stadium eines akuten Kolitisschubes, einige hatten einen solchen gerade hinter sich. Die Patienten äußerten im Interview kaum eines der beschriebenen Gefühle und zeigten ein überaus entgegenkommendes Anpassungsverhalten und Funktionieren. Äußerlich sichtbare depressive Züge fanden sich nur vereinzelt. Die von Klinikern im hochakuten Stadium der Colitis ulcerosa beobachteten schwerdepressiven Zustände, die teils Folge der schweren Erkrankung, teils Ausdruck eines Persönlichkeitsdefizits sein dürften, bilden dagegen den Inhalt eines *jeden* unserer TAT-Protokolle. Bei den Protokolektomierten treten diese Merkmale fast noch etwas ausgeprägter hervor, während ihre äußere Verhaltensnormalität und Leistungsbereitschaft noch rigider erscheinen. Dies ist ein bedenklicher Befund angesichts der allgemein betonten hohen Rehabilitationsrate der proktokolektomierten Colitisulcerosa-Patienten.

Neben den beschriebenen Stationen depressiver Gefühle thematisieren alle Patienten im TAT eine überwältigende Sehnsucht nach Liebe, Geborgenheit, Zuwendung, Zugehörigkeit, „Harmonie" im Sinne der „Grundstörung" Balints (1970). Diese „harmonische Verschmelzung" wird in der symbiotischen Beziehung angestrebt. Angesichts der erlebten Leiden ist sie jedoch manchmal nur noch in Form einer Todessehnsucht möglich. Balint (1970) beschreibt tiefregredierte Zustände eines scheinbaren Rückzugs von der Objektwelt, die auf sehr frühe Daseinsformen zurückschließen lassen und betont ausdrücklich die dynamische Objektbeziehungsstruktur dieser Zustände. Die TAT-Verlaufsgestalten lassen in Verbindung mit den sonstigen Befunden einiges von dieser dynamischen Struktur erkennen. Zwischen den Geschichten, die eine Sehnsucht nach Zugehörigkeit thematisieren und den Geschichten eines offenbaren Rückzugs von der Objektwelt wird ein enger Zusammenhang erkennbar. Auch die im TAT geschilderten Situationen, in denen kein Objekt genannt wird und eine manchmal überwältigende Sehnsucht nach Harmonie, „Licht", „schönerer Zukunft", harmonischer Verschmelzung mit der Natur usw. zum Ausdruck kommt, sind im Rahmen der spezifischen Objektbeziehungen dieser Patienten zu sehen.

Das Verlangen nach Zugehörigkeit, Zuwendung, Verstandenwerden als existentielle Notwendigkeit bildet ein zentrales Lebensthema im TAT eines jeden Patienten. Es handelt sich immer um ein *passives* Sehnen. Die Hauptfiguren können allenfalls aktiv werden im Sinne des beschriebenen Anklammerungsverhaltens, eines (vergeblichen!) Bettelns, Bittens, Flehens um Zuwendung. Sie sind ganz und gar abhängig vom Beziehungsobjekt. Manchmal können sie das fehlende Objekt durch magische Wunscherfüllung herbeischaffen.

Im TAT einer Patientin versinkt das ganze Leben schließlich im „Wahnsinn". Im Verlauf der Geschichten ergibt sich eine extreme, schließlich nicht mehr erträgliche Unklarheit über die eigenen Gefühle, ein zur Erschöpfung führendes Oszillieren zwischen Liebe und Haß. Das (idealisierte) gute und das böse Objekt können nicht miteinander in Einklang gebracht werden. Dadurch, daß die Hauptfigur schließlich nicht mehr fühlen kann (muß), ist eine Art letzter „Harmonie" wieder hergestellt. In anderen Protokollen wird das Oszillieren der Gefühle, das eine Nähe zu Borderlinestrukturen signalisiert, weniger dargestellt, sondern eher das Ausgeliefertsein gegenüber bösen Objekten und eine daraus resultierende Todessehnsucht. Im TAT ist die Todessehnsucht immer reaktiv, das Resultat eines ausweglos gewordenen Lebens- und Leidensweges.

Einige Patienten, in deren TAT alle Beziehungen z. B. in „Gebrochenheit", einer tödlichen Krankheit oder im Suizid enden, finden Trost in der „friedlichen Natur" und geben sensible Schilderungen dieses Rückzugs, wobei die bedrohlichen Objekte jeweils im Hintergrund stehen. Abgesehen von diesen Situationen der Sehnsucht und Verschmelzung schildern alle Patienten im TAT eine bedrohliche, mörderische Natur, d. h. Umwelt, in der man u. a. erfrieren, verhungern, ersticken, verdursten, ertrinken, verbrennen muß, gefressen, erschlagen oder verschüttet wird.

Angst und Abwehr

Es gehört zum Abwehrverhalten der Patienten, daß sie im Interview Angst verbal allenfalls in der Form äußern, daß sie sich an massive Alpträume (alle Patienten!), Angstzustände in der Kindheit und/oder Phobien „erinnern" oder daß sie eine Verschlimmerung ihrer (körperlichen) Erkrankung befürchten. In allen TAT-Protokollen wird ein Angstniveau dargestellt, das geprägt ist von Vernichtungsangst. Wird in einer Geschichte die Möglichkeit eines Individuationswegs angedeutet, so kann sie nicht wahrgenommen werden aus panischer Vernichtungsangst. Berühren die Patienten entsprechende Inhalte, so kommt es in etlichen Fällen zu einem Zusammenbrechen der Erzählerdistanz und einem primärprozeßhaften Erleben. Die Objektverlustproblematik spielt in den TAT-Protokollen eine zentrale Rolle. Die Objektverlustangst hingegen tritt in der inhaltlichen Thematisierung hinter der Vernichtungsangst zurück, die Blanck u. Blanck (1980) zufolge einer früheren Entwicklungsstufe entspricht. Im Sinnzusammenhang des Lebens der Patienten bedeutet der Objektverlust eine existentielle Bedrohung und führt zu Vernichtungsangst.

Die Verhaltensnormalität mit den Elementen der Verleugnung, affektiven Entleerung, Rationalisierung, überkompensatorischen Leistung und des narzißtischen Rückzugs stellt sich dar als Strategie zur Abwehr von Angst und Depression. Speziell im TAT wird etwas über den Sinnzusammenhang der Abwehrkonstellation für die Lebensbewältigung der Patienten mitgeteilt. Bei einer Lockerung der starren Abwehr (wie dies z. T. im TAT erfolgt) wird eine psychotische Fragmentierung vorstellbar. Wegen ihrer symbiotischen Abhängigkeit und der eingeschränkten Fähigkeit zur psychischen Verarbeitung müssen die Patienten offenbar auf sehr frühe, globale, d.h. den Körper einbeziehende Abwehrreaktionen zurückgreifen. Eine wichtige Rolle spielen dabei auch projektive Identifizierung und Introjektion. Im TAT werden häufig Situationen magischer Wunscherfüllung (speziell zur Herbeischaffung des verlorenen Objekts) geschildert. Die in der Literatur betonten analen Abwehrmechanismen der Colitis-ulcerosa-Patienten sind auch bei den Untersuchten zu finden, können aber weitgehend unter frühere Abwehrmechanismen wie die Verleugnung subsumiert werden.

Spaltungsmechanismen kommen im TAT zum Ausdruck. Es handelt sich hierbei weniger um den für Borderlinepersönlichkeiten beschriebenen (Kernberg 1978) abrupten Wechsel konträrer, nicht vereinbarer, aber jeweils bewußter Verhaltensmanifestationen, bei denen häufig auch frühe Abwehrmechanismen wie wütendes Agieren und omnipotente Kontrolle eine wichtige Rolle spielen. Vielmehr scheint es, daß an der Stelle derartiger Manifestationen bei den untersuchten Patienten das (psycho)somatische Symptom steht. Im TAT ergeben sich vielfältige Verbindungen zwischen dem Aggressionsthema (nach außen nicht gelebte Affekte, die sich gegen die eigene Person wenden) und Krankheit und Tod.

Zur Frage des Symptomwandels

Verfolgt man die Lebensgeschichte der Patienten, so stellt sich die Frage nach einem Symptomwandel bei den Proktokolektomierten. Den wenigen verfügbaren Literaturangaben zufolge läßt die Begegnung mit proktokolektomierten ehemaligen Colitis-ulcerosa-Patienten die Vermutung aufkommen, diese Menschen seien von einer gravierenden Erkrankung geheilt. Von chirurgischer Seite wird sogar festgestellt, daß die Betroffenen „in ihrem Gehabe und ihrem Charakter auch eine psychisch positive Veränderung" zeigen (Deucher u. Nöthiger 1977). Auch Freyberger (1977) fand bisher von psychosomatischer Seite keine Anhaltspunkte für einen Symptomwandel und berichtet, daß nach der Operation die „quantitative Intensität der neurotischen Psychodynamik zurückgetreten" sei. Andere Literaturstellen ergeben durchaus Hinweise auf einen Symptomwandel.

Zu betonen ist, daß die *gesamte* Lebensgeschichte der operierten wie der nicht operierten Patienten geprägt ist von (psycho)somatischen Krankheiten. Betrachtet man die psychosomatischen Krankheiten als eine Einheit, die sich spezifischen Bedingungen der Primärsozialisation verdankt und Ausdruck eines „präverbalen" Entwicklungsniveaus der somatischen und psychischen Differenzierung ist (vgl. Zepf 1986), so sind somatische Symptome (abgesehen von direkten Operationsfolgen) auch nach der Proktokolektomie zu erwarten.

Für die *ersten 5 Lebensjahre* geben die Patienten eine weit über das übliche Maß hinausreichende *psychische und/oder organische Symptomatik* an, insbesondere: in der Regel extreme „Schüchternheit und Bravsein", zum Teil verbunden mit Ängstlichkeit und Weinerlichkeit; schwere Angstzustände, Phobien, Alpträume (13 Patienten); Nägelkauen usw. (11) Bettnässen (3); Hauterkrankungen, Allergien, Heuschnupfen, Asthma bronchiale (4); Kopfschmerzen (7); Eß- und Ernährungsstörungen (10); „Schwächlichkeit" (7); Krankheiten, die mit dem Darm zu tun haben können (5). Klinikaufenthalte erwähnen 9 Patienten. Eine Patientin erinnert sich an eine „Art Psychose" nach ihrer Heimeinweisung im 6. Lebensjahr.

In dem hier behandelten Lebensabschnitt lassen sich „organische" und „psychische" Symptome kaum trennen. Je jünger das Kind ist, desto eher zeigen sich schwere Belastungen in „rein organischen" Symptomen (vgl. Spitz 1967). Es ergeben sich hier in bezug auf die Entstehung psychosomatischer Krankheiten viele Fragen, z. B. die nach den Vorgängen der Differenzierung, Desomatisierung und Verbalisierung von Affekten in der frühen Kindheit. So würde auch besonders interessieren, aufgrund welcher Reifungs- und Sozialisationsvorgänge aus dem anfänglichen somatopsychischen Erleben von Affekten allmählich eine psychische Symbolisierungsfähigkeit von Affekten und differenzierten Gefühlen entsteht bzw. nicht entsteht. Die untersuchten Patienten waren offenbar von früh an darauf angewiesen, sich in Form (psycho)somatischer Krankheiten zu äußern.

Auch zwischen dem 7. und dem 13. Lebensjahr waren die Patienten nicht symptomfrei. Zu schweren Krankheitserscheinungen kam es häufig in Pubertät und Adoleszenz. Im TAT werden für diese Zeit manchmal noch einmal Trennungs- und Individuationsbestrebungen thematisiert, die allesamt scheitern. Mit dem Auftreten der Kolitis bessern sich die anderen Erscheinungen oder verschwinden. Nach der Entfernung des Darms können sie wieder auftreten.

Die Anlage des künstlichen Darmausgangs lag zum Zeitpunkt der Untersuchung zwischen ½ und 6 Jahren zurück. Sie erfolgte in 7 Fällen wegen eines Darmdurchbruchs, in einem Fall wegen eines toxischen Megakolons und in 6 Fällen wegen eines fulminanten, lebensbedrohenden, konservativ nicht beeinflußbaren Verlaufs der Colitis ulcerosa. Nach der Proktokolektomie, also der Entfernung des peripheren Manifestationsorts eines psychosomatischen Syndroms traten bei allen Betroffenen im Zeitraum von ½ bis zu 1 Jahr neue (psycho)somatische Symptome auf.

Am auffälligsten war das Neuauftreten einer essentiellen Hypertonie in 50% der Fälle. Weiter standen im Vordergrund rheumatische Beschwerden (30%), Atembeschwerden (auch subjektiv stark erlebte Oppressionsgefühle, 30%), Beschwerden im Nasen-Rachen-Raum (30%), Kopfschmerzen (40%), Hypotonie (20%) und andere, subjektiv stark erlebte Leiden. Bei keinem Operierten war vorher eine Hypertonie diagnostiziert worden, ebensowenig rheumatische Beschwerden. Andere der angegebenen Symptome waren auch präoperativ (vor Ausbruch der Kolitis oder alternierend mit ihr) zu finden, jedoch bei jeweils anderen Patienten, die postoperativ wiederum eine andere Symptomatik entwickelten. Die nichtoperierte Gruppe zeigte vor oder alternierend mit der Kolitis entsprechende Beschwerden. Die operierten Patienten hatten zunächst die Tendenz, die Beschwerden herunterzuspielen. Erst bei genauerem Nachfragen wurden die vielfältige Symptomatik und das Krankheitsempfinden deutlicher.

Die angeführten Krankheiten werden auf den ersten Blick davon überdeckt, daß 90% der Proktokolektomierten in Beruf und Alltagsaufgaben voll rehabilitiert sind. Die Betroffenen betonen ihre Leistungsfähigkeit und zahlreichen Aktivitäten (Beruf, Sport, Engagement in der Selbsthilfegruppe). 80% gehen gewissenhaft einer vollen Berufstätigkeit nach, die sie innerhalb weniger Monate nach dem schweren Eingriff wieder aufnahmen. Die Mechanismen der Leistungsbereitschaft und überforderten „Pflichterfüllung" erscheinen nach der Operation noch mehr verfestigt. Der TAT illustriert diese Mechanismen und den Weg in totale Erschöpfung und Depression.

Nur bei einer Betroffenen wurden auch noch 2 Jahre nach der Operation immer wieder Klinikaufenthalte erforderlich u. a. wegen zahlreicher schwer behandelbarer „Superinfektionen", Bauchdeckenabszesse etc. Diese junge Frau, die sonst kaum Gefühle äußert und sich nicht über ihren Zustand beklagt, sagt selbst, sie sei deprimiert „wegen des dauernden Krankseins" und habe alle Außenkontakte abgebrochen.

Allerdings zeigt sich auch bei weiteren Patienten eine Tendenz zur Verschlechterung. Zwei Betroffene, die in der Untersuchungssituation das beschriebene Anpassungsverhalten zeigten und ihre Leistungsfähigkeit betonten, wandten sich später unter einem unerträglich werdenden Leidensdruck aufgrund eines inzwischen verschlechterten somatischen Zustandes erneut an die Untersucher.

Eine Patientin z. B. sagte stolz: „14 Stunden nach der Operation war ich schon wieder im Garten!" Wenige Monate nach der Operation nahm sie wieder eine volle Berufstätigkeit auf, neben ihren Aufgaben als Hausfrau und Mutter 3 Kinder: „Das Arbeiten macht Spaß. Ich mache alles allein, schaffe es leicht. Mir macht das körperlich nichts aus . . .!" Alles sei in Ordnung. So entsteht auch hier der in der Literatur beschriebene Eindruck der „geheilten" ehemaligen Kolitispatientin. Mehr am Rande bemerkt sie, daß sie sich noch nicht ganz an das Stoma habe gewöhnen können, erwähnt die nach der Operation aufgetretene Hypertonie, klagt über die seither erfolgte Gewichtszunahme und verstärkt aufgetretenen Grübelzwänge. Der TAT zeigt ein Bild tiefster Depression mit apathischer Pflichterfüllung bei äußerer Unauffälligkeit. Die Selbstverwirklichungstendenzen sind längst untergegangen „in der Gleichgültigkeit, in dem täglichen Trott". Ausdrücklich wird im TAT mitgeteilt, daß die Unauffälligkeit und Angepaßtheit nur Fassade sind. Die Hauptfigur ist hier ganz und gar abhängig vom Verständnis und der Zuwendung der (unempathischen, abgewandten) Schlüsselfigur – sei diese noch so brutal – bis in den Suizid.

In der Untersuchungssituation gibt sich die operierte Patientin also sehr aktiv, überaus leistungsstark, „normal" und relativ zufrieden, ist gepflegt und hübsch angezogen. Der TAT zeigt die dahinterstehende Depression mit den Merkmalen der passiven Objektabhängigkeit, Hilf- und Hoffnungslosigkeit, Apathie, Resignation und Selbstdestruktion. Eineinhalb Jahre nach der Untersuchung wendet sich die Patientin um Hilfe an die Untersucherin. Ihre äußere Haltung entspricht jetzt dem früher erhobenen TAT-Befund. Sie wirkt greisenhaft, grau und eingefallen, hat panische „Angst vor Krebs" und Angst, „gleich wieder irgendwo operiert zu werden". Unter offenbar ständig zunehmender innerer Belastung war sie inzwischen all ihren übernommenen Aufgaben nachgekommen.

Bei dieser Patientin wie bei den anderen Proktokolektomierten läßt sich die allgemein mitgeteilt gute Rehabilitationsrate nach der Untersuchung also bestätigen. Tatsächlich beinhaltet die in einigen Fällen lebensrettende Proktokolektomie die Möglichkeit einer besseren „Lebensqualität" als vor der Operation. Die Mehrzahl der Betroffenen ist jedoch „kränker" als es zunächst den Anschein hat. Dieser Anschein ergibt sich aus der Psychodynamik der Gesamtpersönlichkeit mit dem Abwehrverhalten überkompensatorischer Leistungsbereitschaft und der Verhaltensnormalität. Der TAT zeigt bei den operierten Patienten keineswegs eine „Besserung" der zuvor beschriebenen Psychodynamik, sondern im Vergleich zu den Nichtkolektomierten eher eine Verfestigung dieser Strukturen.

Bei einer Zusammenschau der Ergebnisse von erweiterter Anamnese und TAT-Befunden wird deutlich, daß es sich bei den untersuchten operierten und nicht operierten Colitis ulcerosa-Patienten um schwere psychosomatische Störungen handelt, die vor dem Hintergrund einer gravierenden frühkindlichen Beziehungsstörung verständlich werden. Organische und psychische Faktoren greifen ineinander: operierte wie nicht operierte Patienten sollten auch auf ihre psychosoziale Situation hin untersucht und entsprechend mitbehandelt werden.

Literatur

Balint M (1970) Therapeutische Aspekte der Regression. Die Theorie der Grundstörung. Klett, Stuttgart

Blanck G, Blanck R (1980) Ich-Psychologie II. Psychoanalytische Entwicklungspsychologie. Klett-Cotta, Stuttgart

Brede K (1972) Sozioanalyse psychosomatischer Störungen. Zum Verhältnis von Soziologie und Psychosomatischer Medizin. Athenäum, Frankfurt am Main

Deucher F, Nöthiger F (1977) Die chirurgische Behandlung der Colitis ulcerosa. Chirurg 48: 563

Engel GL (1955) Studies of ulcerative colitis III. The nature of the psychologic processes. Am J Med 19: 231

Engel GL, Schmale AH (1969) Eine psychoanalytische Theorie der somatischen Störung. Psyche 23: 241

Feldman F, Cantor D, Soll S, Bachrach W (1967) Psychatric study of a consecutive series of 34 patients with ulcerative colitis. Br Med J 1: 14

Freyberger H (1977) Psychosomatik der Colitis ulcerosa und des Morbus Crohn. Therapiewoche 27: 6675

Herrmann HP (1986) Das Vaterbild psychosomatisch Kranker. Springer, Berlin Heidelberg New York Tokyo

Kernberg OF (1978) Borderline-Störungen und pathologischer Narzißmus. Suhrkamp, Frankfurt am Main

Klußmann B (1984) Ein psychologisch-psychosomatischer Beitrag zur Colitis ulcerosa. Darstellung zehn proktokolektomierter und zehn nichtkolektomierter Patienten mit Hilfe der biographisch-tiefenpsychologischen Anamnese und des TAT. Dissertation, Salzburg

Murray CD (1930) Psychogenic factors in the etiology of ulcerative colitis and bloody diarrhea. Am J Med Sci: 180

Revers WJ (1973) Der thematische Apperzeptionstest (TAT). Huber, Bern

Spitz R (1967) Vom Säugling zum Kleinkind. Naturgeschichte der Mutter-Kind-Beziehungen im
    ersten Lebensjahr. Klett, Stuttgart
Stork J (Hrsg) (1974) Fragen nach dem Vater. Alber, Freiburg-München
Winnicott DW (1974) Reifungsprozesse und fördernde Umwelt. Kindler, München
Zepf S (1976) Die Sozialisation des psychosomatisch Kranken. Campus, Frankfurt am Main
Zepf S (1986) Tatort Körper. Spurensicherung. Springer, Berlin Heidelberg New York Tokyo

Die prä- und postoperative Situation des Dickdarmkranken, insbesondere des Krebskranken, einschließlich der Stomaprobleme und deren Bewältigung

R. Klußmann und A. Sönnichsen

In der Bundesrepublik Deutschland gibt es derzeit etwa 100 000 Stomaträger. Die Anlage eines Anus praeter naturalis wird zum weitaus größten Teil wegen Karzinomerkrankungen im sigmorektalen Bereich und zu einem geringeren Anteil wegen einer entzündlichen Darmerkrankung wie dem M. Crohn oder der Colitis ulcerosa erforderlich. Die Operation ist für den Patienten ein notwendiger, meist lebensrettender Eingriff. Er bedeutet jedoch nicht nur die Heilung von einer Krankheit, sondern auch einen tiefen Lebenseinschnitt mit einer Vielzahl körperlicher und seelischer Folgeprobleme.

Vor der Untersuchung der prä- und postoperativen Situation der Stomapatienten soll kurz auf den aktuellen Kenntnisstand, was die psychosomatischen Zusammenhänge der zugrundeliegenden Krankheiten anbetrifft, eingegangen werden. Eine Darstellung der für die Krankheitsentstehung mitverantwortlichen Persönlichkeitszüge und psychosozialen Einflüsse erscheint uns zum besseren Verständnis der Betroffenen wichtig. Hier soll insbesondere über die psychosomatischen Faktoren in der Karzinogenese berichtet werden, da es sich bei den Stomaträgern vorwiegend um ehemalige Krebspatienten handelt, und da die psychsomatischen Aspekte der entzündlichen Darmerkrankungen in der vorhergehenden Arbeit von B. u. R. Klußmann ausführlich behandelt wurden.

Hürny (1984) nimmt 2 mögliche Wirkungsweisen psychologischer Faktoren bei der Tumorentstehung an:

1) indirekte psychosoziale Faktoren; hier führt ein bestimmtes menschliches Verhalten zu vermehrter Karzinogenexposition (z. B. führt Rauchen zum Lungen-, und Alkohol über die Zirrhose zum Leberkarzinom);
2) direkte psychosoziale Faktoren; hier führt ein individueller, psychosozialer Streß direkt zu somatischen Veränderungen (z. B. führt ein psychisch nicht zu bewältigender Verlust eines Partners zu Veränderungen des Immun-, nervalen und endokrinen Systems, die neoplastische Prozesse begünstigen können).

Von psychosomatischer Seite her wurden folgende Persönlichkeitsmerkmale bei Krebskranken herausgearbeitet:

- eingeengte, begrenzte emotionale Abfuhrmöglichkeiten: „diminished emotional outlet" (Kissen et al. 1962, 1966, 1967),
- Unfähigkeit, Spannungen in motorische oder verbale Aktivitäten umzusetzen (Klopfer 1954),

- Ängstlichkeit, Überkontrolliertheit, Perfektionismus,
- extreme Verdrängung aggressiver Gefühle (Greer u. Morris 1975),
- Verhaltensnormalität (angepaßte Patienten sterben früher als streitsüchtige und schwierige, Derogalis et al. 1979),
- Krebspatienten sind pessimistisch oder überkompensierend optimistisch, sind gefühlsmäßig abgeschlossen, verneinen oder verleugnen Gefühle, sind selbstgenügsam, altruistisch und aufopfernd (Wirsching et al. 1982),
- Abwehrformation Verdrängung-Verleugnung (Bahnson 1967a, b),
- Krebskranke haben größere Störungen im Elternhaus erlebt als Kontrollpatienten (Thomas 1976, Bahnson 1969),
- feindliche Gefühle können nicht erlebt werden (Le Shan 1966),
- unbefriedigte Abhängigkeits- und Aggressionsbedürfnisse.

Die Persönlichkeit des Krebskranken ist durch 2 Schichten gekennzeichnet, die nicht oder nur gering miteinander in Verbindung stehen: einerseits erlebt der Interviewer das nach Wärme und Zuneigung suchende primitive Selbst, andererseits wird das bewußte Selbst mit seinen internalisierten, strafenden und abweisenden Elternfiguren deutlich (Bahnson 1986). Die enge, jedoch ambivalente und konfliktreiche Bindung an einen Elternteil bedeutet für den Karzinompatienten eine notwendige narzißtische Stütze. Fällt diese weg (durch Verlust, Tod oder Umzug der Schlüsselfigur), so ist das labile Gleichgewicht entscheidend gestört. Der Verlust kann nur schwer im Rahmen eines normalen Trauervorgangs verarbeitet werden. Die ambivalenten Verhaltensmuster der Kindheit wiederholen sich in den späteren zwischenmenschlichen Beziehungen.

Die Krebskranken erleben ihre Eltern im Vergleich zu Kontrollpersonen in folgender Weise (Bahnson 1969, Perrin u. Pierce 1959, Booth 1974):

- gefühlsärmer,
- Mütter geben weniger Liebe und Wärme,
- Väter geben weniger Schutz,
- ein unbeschwertes Zusammensein in der Familie ergibt sich seltener,
- Ansprüche und Erwartungen sind geringer,
- die Mutterbeziehungen sind schwieriger und frustrierender.

Vorboten einer Krebserkrankung sind schwere Verluste und Trennungserlebnisse, die zu Depressionen, Hilf- und Hoffnungslosigkeit führen (Greene u. Swisher 1969, Schmale u. Iker 1964). Vorhersagestudien weisen auf unlösbare Lebenssituationen und - in der Folge - auf die tiefe, lähmende Erschöpfung und Depression vor der Entwicklung einer Krebserkrankung hin. Der Verlust einer wichtigen Bezugsperson, ungelöste Spannungen infolge eines lange zurückliegenden Todes eines Elternteils und die Unmöglichkeit, feindliche Gefühle zu entwickeln und auszudrücken sind die wesentlichen Erschwernisse, die eine spätere Krebserkrankung ermöglichen (Le Shan 1966).

Psychophysiologische Verbindungsglieder sind aus dem immunologischen, endokrinen und neurologischen Bereich untersucht, nachgewiesen und beschrieben worden (Zusammenfassung: Bahnson 1986). Sie ergänzen entscheidend die psychologisch-psychodynamisch-psychosomatischen Forschungen, die sich auf die psychosozialen Bedingungen des Krebskranken, auf Verhalten, Streßgeschehen und Erlebnisverarbeitung beschränken.

Zusätzlich zu der oben und in der vorhergehenden Arbeit von B. u. R. Klußmann dargestellten psychischen Vorbelastung und jenem körperlichen und seelischen Streß, den eine chronische entzündliche oder maligne Darmerkrankung mit sich bringt, werden die Patienten nun als Stomaträger mit einer Reihe weiterer physischer und psychischer Probleme konfrontiert. Darüber hinaus müssen sie sich mit den Versorgungsmöglichkeiten vertraut machen.

Lockhart-Mummery schrieb 1934, daß „die große Mehrheit der Patienten mit Anus praeter spätestens sechs Monate nach der Operation keine Unbequemlichkeiten mehr von seiten des Stomas zu ertragen" hätten und daß „sie alles wie Gesunde machen" könnten. Aus der somatisch orientierten Literatur (White 1951, Aylett 1960, Watts et al. 1966, Miller u. Jacobs 1976, Deucher u. Nöthiger 1977, Stelzner 1977a und b) geht hervor, daß z. B. operierte Colitis-ulcerosa-Patienten geheilt seien und über keine wesentlichen Beschwerden klagten.

Katamnestische Studien, die die psychosoziale Situation des Stomaträgers mit berücksichtigen, dämpfen jedoch den erwähnten Grund ihrer Untersuchungen, daß „Stomapatienten einen immens hohen Preis für die Heilung der Grunderkrankung bezahlen" müßten, „was körperliches und psychosoziales Befinden anbetrifft". Wirsching et al. (1977) bestätigen diese Ergebnisse. Engel (1955), Wittich (1968) und Druss et al. (1972) berichten von einer Symptomverlagerung nach Proktokolektomie bei Colitis-ulcerosa-Patienten.

Eigene Untersuchungen an 234 Stomaträgern erhärten die vorliegenden Ergebnisse der Literatur. Wesentliche Daten, die die Arzt-Patienten-Interaktion betreffen, kommen hinzu. Die Betroffenen wurden zu ihrer aktuellen Situation sowie zu ihrer Betreuung und Aufklärung durch die behandelnden Ärzte befragt. In der folgenden

Tabelle 1. Präoperative Aufklärung (Angaben in Prozent)

	Kolitis (n = 67)	Karzinom (n = 167)
Wissen, daß es die ILCO gibt	98,5	97,0
Chirurg als freundlich erlebt	89,3	88,5
Wissen, daß ein Stoma angelegt wird	93,9	77,2
Aufklärung über Art der Operation	78,8	80,2
Aufklärung durch den Chirurgen selbst	83,1	76,6
Wissen, daß Stoma endgültig ist	63,3	51,5
Aufklärung über Risiken der Operation	46,2	41,3
Nach Gespräch alle Fragen beantwortet	38,5	44,9
Aufklärung über spätere Versorgung	34,4	36,5
Gesamtgesprächsdauer über 15 min	40,3	31,3
Gespräch über seelische Belange	37,9	36,5
Gespräch mit dem Chirurgen über 15 min	35,7	25,0
Wissen, was ein Anus praeter ist und wie er funktioniert	36,4	25,7
Aufklärung über seelische Probleme	23,1	26,3
Gespräch mit einem Stomaträger	34,8	20,9
Aufklärung über sexuelle Probleme	17,2	17,4
Aufklärung über soziale Probleme	16,1	7,8

Darstellung greifen wir diejenigen erhobenen Fakten heraus, die für die Arzt(Betreuer)-Patienten-Beziehung von hoher Wertigkeit sind.

Tabelle 1 zeigt die Situation des Stomaträgers hinsichtlich der präoperativen Aufklärung. Daraus geht hervor, daß die meisten Patienten zwar wissen, daß ein Stoma angelegt wird, aber nur wenige, was das ist, und wie der künstliche After funktioniert. Das ist auch nicht erstaunlich, weil die präoperative Gesprächsdauer zwischen Arzt und Patient relativ kurz ist, und nur gut ⅓ aller Patienten das Gefühl hat, alle Fragen beantwortet bekommen zu haben. Seelische, soziale und sexuelle Probleme, die auf den Stomaträger zukommen können, werden nur mit einem verschwindend kleinen Anteil der Betroffenen besprochen.

Trotz der zum Teil unbefriedigenden Aufklärung sind 75% der Patienten mit der Betreuung insgesamt zufrieden, die älteren Karzinompatienten eher als die jüngeren Kolitispatienten. Dagegen fühlt sich nur ein geringer Prozentsatz der Befragten psychologisch gut betreut (Tabelle 2).

Etwa jeder 2. Patient hat Angst vor Gerüchen und Geräuschen, die mit dem Stoma und seiner Versorgung zusammenhängen, wenn auch das Vertrauen in die technischen Hilfsmittel bei der Versorgung i. allg. groß zu sein scheint. Nur wenigen Betroffenen gelingt es, sich von den Gedanken an das Stoma freizumachen (Tabelle 3).

37% der Befragten klagten über chirurgische Komplikationen am Stoma zur Zeit der Untersuchung, wobei die Hernie und der Prolaps am häufigsten auftraten (Tabelle 4).

Die postoperative Erkrankungsinzidenz – ohne chirurgische Erkrankungen – liegt für die Stomapatienten insgesamt hoch, bei den Kolitispatienten noch höher als bei den Karzinompatienten, obwohl letztere erheblich älter sind. Bei etwa der

Tabelle 2. Ärztliche und pflegerische Betreuung (Angaben in Prozent)

	Kolitis (n = 67)	Karzinom (n = 167)
Zufrieden	75,4	94,3
Unzufrieden	24,6	5,7
Zufrieden mit der psychologischen Betreuung	8,1	21,8

Tabelle 3. Umgang mit dem Stoma (Angaben in Prozent)

	Kolitis (n = 67)	Karzinom (n = 167)
Haben Angst vor Geräuschen und Gerüchen	42,4	69,1
Fühlen sich bei der Versorgung nie sicher	13,7	24,8
Waren bei der Versorgung nur anfangs unsicher	86,3	75,2
Müssen fast immer an das Stoma denken	16,1	30,0
Denken fast nie an das Stoma	33,9	24,0
Müssen sich immer ablenken, um nicht dauernd an das Stoma zu denken	50,0	46,0

Hälfte der Patienten treten im Verlauf unserer Studie (Beobachtungszeitraum durchschnittlich 4,2 Jahre post Op.) neue Krankheiten auf, bei weiteren 15% verstärken sich alte Beschwerden mit der Operation (Tabelle 5).

Im Vordergrund stehen bei diesen Beschwerden Hauterkrankungen mit Juckreiz und Allergien, insbesondere natürlich im Stomabereich, aber auch Nieren- und Harnwegserkrankungen sowie rheumatische Beschwerden und chronische Erkältungskrankheiten sind häufig anzutreffen (Tabelle 6).

Tabelle 4. Stomakomplikationen (Angaben in Prozent; Mehrfachangaben möglich)

	Kolitis (n = 67)	Karzinom (n = 167)
Gesamt	35,8	36,5
Retraktion	10,4	4,2
Prolaps	11,9	10,2
Hernie	7,5	19,2
Stenose	1,5	5,4
Fisteln	1,5	3,6
Abszeß	1,5	0,6
Sonstige	14,9	1,2

Tabelle 5. Postoperative Erkrankungsinzidenz (Angaben in Prozent)

	Kolitis (n = 67)	Karzinom (n = 167)
Postoperativ neu aufgetretene Krankheiten (insgesamt)	62,7	52,1
Postoperativ neu aufgetretene Krankheiten (innerhalb des 1. Jahres post operationem)	46,3	30,5
Bereits präoperativ vorhandene, jedoch seit der Operation verstärkt auftretende Beschwerden	13,4	16,8

Tabelle 6. Art der postoperativen Beschwerden (Angaben in Prozent; Mehrfachangaben möglich)

	Neue Beschwerden		Verstärkte Beschwerden	
	Kolitis (n = 67)	Karzinom (n = 167)	Kolitis (n = 67)	Karzinom (n = 167)
Hauterscheinungen, Juckreiz	19,4	6,6	7,5	1,8
Nieren- und Harnwegserkrankungen	16,4	11,4	6,0	5,4
Rheumatische Beschwerden	11,9	8,4	11,9	9,6
Chronische Erkältungskrankheiten, Bronchitiden	10,5	1,8	9,0	7,8
Allergien	8,9	3,6	1,5	1,2
Migräne	7,5	2,4	6,0	9,0
Herzbeschwerden	6,0	9,0	6,0	12,6
Bluthochdruck (essentiell)	4,5	10,2	1,5	10,8
Menstruationsstörungen	4,5	1,8	6,0	0,0
Gallenleiden	0,0	4,2	0,0	0,6
Diabetes mellitus	0,0	3,6	0,0	1,2

Die Stimmungslage der Betroffenen ist ein Spiegel ihrer innerseelischen Situation. Jeder 2. Stomaträger gibt seine Stimmung zur Zeit der Operation und unmittelbar danach als traurig-deprimiert bis hoffnungslos an. Zum Zeitpunkt unserer Untersuchung (durchschnittlich 4,2 Jahre nach der Operation) sind noch über ¼ der Patienten überwiegend niedergeschlagen oder können sich nur durch Ablenkung bei Laune halten (Tabelle 7).

Diese depressive Verstimmung wird dadurch noch gefördert, daß eine große Anzahl der Patienten postoperativ ihren Beruf aufgibt (Tabelle 8).

Weiterhin sind viele der Patienten in Freizeit- und Sportaktivitäten, im Besuch von Veranstaltungen, im Kontakt mit Freunden und in ihren sexuellen Beziehungen erheblich passiver geworden (Tabelle 9).

Der Unterschied zwischen Kolitis- und Karzinompatienten ist tendenziell abzulesen: im Gegensatz zu den Ergebnissen im Thematischen Apperzeptions Test (s. vorhergehende Arbeit von B. u. R. Klußmann) ist das Stoma für den Kolitiskranken „halb so schlimm". Er ist zuversichtlicher, weniger deprimiert und scheint sich

Tabelle 7. Stimmungslage (Angaben in Prozent)

	Kolitis (n = 67)	Karzinom (n = 167)
Bei Eröffnung, daß Stomaanlage nötig		
– zutiefst betroffen, hoffnungslos	54,8	62,3
– fanden es „halb so schlimm"	55,2	37,7
Angesichts des Stomas		
– erheblich betroffen	29,5	34,2
– interessiert, die Versorgung bald zu erlernen	70,5	65,8
Zwei Wochen nach der Operation		
– deprimiert	26,2	30,9
– zuversichtlich	46,1	32,9
– traurig	27,7	36,2
Zur Zeit der Untersuchung (durchschnittlich 4,2 Jahre nach der Operation)		
– Noch immer meistens niedergeschlagen	4,5	14,7
– im Falle von Ablenkung guter Laune	18,8	14,7
– Meistens wohlauf	76,7	70,6

Tabelle 8. Postoperative Berufstätigkeit (Angaben in Prozent)

	Kolitis (n = 67)	Karzinom (n = 167)
Postoperativ wieder berufstätig	56,7	29,3
Seit der Operation berentet, ohne das Rentenalter erreicht zu haben	25,5	26,3
Schon vor der Operation berentet aus Alters- oder Krankheitsgründen	8,9	37,2
Hausfrauen	8,9	7,2

Tabelle 9. Postoperative soziale Aktivität (Angaben in Prozent)

	Kolitis (n = 67)	Karzinom (n = 167)
Freizeit		
– Nutzen sie aktiv	67,7	50,6
– Fühlen sich durch das Stoma gelähmt	32,3	49,4
Sport		
– So oft und viel wie präoperativ	50,7	35,4
– Treiben keinen Sport mehr	49,3	64,6
Besuch von Veranstaltungen		
– So oft wie vor der Operation	86,6	59,2
– Seltener oder gar nicht mehr	13,4	40,8
Kontakt mit Freunden		
– So oft wie vor der Operation	80,6	68,5
– Erheblich seltener oder gar nicht mehr	19,4	31,5
Intimkontakt		
– Wie vor der Operation oder häufiger	61,0	32,8
– Erheblich weniger oder gar nicht mehr	39,0	67,2

leichter mit einem Anus praeter abzufinden als der Karzinomkranke. Dies ist bei der Fragebogenaktion, in der die Antworten nicht objektiviert werden können, sicherlich zumindest teilweise als Verleugnungshaltung zu interpretieren.

Es ist verständlich, daß aufgrund des höheren Alters mehr Karzinom- als Kolitispatienten berentet sind. Die Anzahl der wegen des Stomas Berenteten ist für beide Gruppen annähernd gleich hoch.

Insgesamt ist die Situation des Stomaträgers als wenig zufriedenstellend zu bezeichnen. Um einige Hintergründe hierfür herauszuarbeiten, wurden die Antworten der Befragten einer faktoren- und regressionsanalytischen Auswertung unterzogen.

Es fanden sich folgende, die Akzeptanz des Stomas beeinflussende Faktoren:

1) Patienten mit einem sogenannten kontinenten Stoma (z.B. Kock-Tasche) und Patienten, die durch Irrigation eine kontrollierte Stuhlentleerung erzielen können, sind signifikant weniger auf das Stoma fixiert. Der Eingriff wird hier offenbar als weniger belastend und verstümmelnd erlebt.
2) Patienten, die postoperativ ihren Beruf wieder aufnehmen, haben signifikant weniger Beschwerden. Sie sind weniger auf das Stoma fixiert und akzeptieren es leichter als lebenserhaltende Notwendigkeit.
3) Je ausgeprägter die präoperativen Beschwerden sind, je größer der Leidensdruck ist, desto leichter werden die postoperativen Probleme bewältigt.
4) Bei als gut erlebter prä- und postoperativer Betreuung sind die Beschwerden ebenfalls geringer, die Fixierung auf das Stoma ist nicht so ausgeprägt, und die Betroffenen ziehen sich weniger in die Isolation zurück.
5) Ein alter Patient wird es verständlicherweise schwerer haben, die Situation, mit der er als Stomaträger konfrontiert wird, zu meistern. Insbesondere die soziale

Aktivität wird bei alten Patienten durch die Operation signifikant stärker beschnitten.

6) Eine umfassende präoperative Aufklärung vermag die postoperative Anpassung und Problembewältigung zu erleichtern und die Beschwerdeninzidenz signifikant zu verringern.

7) Mitglieder der *Deutschen Ileo-Colo-Stomie-Vereinigung (ILCO)* akzeptieren das Stoma leichter als notwendige Realität.

8) Die Grundpersönlichkeit hat einen entscheidenden Einfluß auf die Akzeptanz des Stomas. Die Korrelation der Selbsteinschätzung im Gießen-Test mit den Antworten zum Umgang mit dem Stoma und zu den postoperativen Beschwerden ergab, daß es denjenigen Patienten besser geht, die in ihrer Primärpersönlichkeit
   - offen und durchlässig sind,
   - sich nicht gefügig-einordnend verhalten,
   - sich selbst nicht als
     • depressiv,
     • hypomanisch und
     • negativ sozial resonant einstufen.

Zusammenfassend zeigen die Ergebnisse, daß die Akzeptanz des Stomas von internen und externen Faktoren abhängt.

Zu den internen Faktoren gehören

- die Grundpersönlichkeit des Patienten, insbesondere seine Fähigkeit, mit der Realität umzugehen,
- das Alter des Patienten,
- seine geistig-seelische Beweglichkeit und
- seine körperlichen Voraussetzungen.

Zu den externen Faktoren gehören

- die präoperative Aufklärung,
- die prä- und postoperative Betreuung,
- Einstellung, Äußerungen und Haltungen der gesamten ärztlich-pflegerischen, familiären und gesellschaftlichen Umgebung.

Abschließend sei auf die Frage der Bewältigung der Stomaprobleme durch die Betroffenen eingegangen. Damit verbunden und daraus abzuleiten sind die möglichen Konsequenzen für die Patienten und für die behandelnden und betreuenden Personen der Umgebung.

Bei einem Stomaträger muß mit folgenden Reaktionen in der Auseinandersetzung mit seinem veränderten Körperbild gerechnet werden:

Von einem reifen Verhalten kann man sprechen, wenn

- die Operation eine positive Wende im Leben des Betroffenen bedeutet,
- ein positiver Partnerbezug und vielfältige soziale Kontakte bestehen,
- das Leben neu gestaltet wird und
- Depressionen nicht mehr auftreten.

Eher kommt es jedoch zu pathologischen Verlaufsformen. Dazu gehören

- zwanghafte Abwehr mit Sauberkeitsritualen,
- eine Verleugnungshaltung mit sozialer Überaktivität,
- ein sekundärer Krankheitsgewinn mit einem Verharren in der Krankheit,
- depressiver Rückzug mit hypochondrischen Klagen,
- rollenkonforme Verzichthaltung (z. B. Rückzug in berufliche oder häusliche Pflichten),
- Phantomvorstellungen und
- Libidinisierung des Stomas.

Diese pathologischen Verarbeitungsformen hängen wesentlich mit der Primärpersönlichkeit der Patienten zusammen. Die Möglichkeit einer reifen, realitätsangepaßten Verarbeitung kann jedoch von außen entscheidend unterstützt werden, wenn

- die Trauerarbeit des Stomaträgers zugelassen wird,
- sein beschädigter Körper angenommen wird,
- aufklärende und stützende Gespräche in einer offenen Atmosphäre erfolgen,
- der Patient Kontakt zu einer Selbsthilfeorganisation aufnimmt und
- die Versorgungstechnik optimal ist.

Weiterhin geht aus den Untersuchungen hervor, daß eine eingehende Aufklärung und Betreuung des Stomaträgers Voraussetzung für die Bewältigung auch seiner seelischen Probleme ist. Dazu gehört insbesondere auch die Motivierung des Patienten,

- möglichst seinen Beruf wieder aufzunehmen,
- soziale Kontakte zu Pflegen,
- in der Freizeit aktiv zu sein und
- Kontakt zu einer Selbsthilfegruppe aufzunehmen.

In diesem Sinne kann der Inhalt des Wortes „help" zur Leitlinie des Betreuers sowie der Selbsthilfeorganisation werden (Engel 1979):

„h' („help") –	Hilfe,
„e" („encouragement") –	Ermutigung,
„l" („learning") –	Lernen,
„p" („participation") –	Anteilnahme.

Literatur

Aylett S (1960) Diffuse ulcerative colitis and its treatment by ileo-rectal anastomosis. Ann R Coll Surg Engl 27: 260

Bahnson CD (1967a) Psychiatrisch-psychologische Aspekte bei Krebspatienten. Proceedings of the 73th Convention of the German Society for Internal Medicine. Bergmann, München, S 536

Bahnson CD (1967b) Psychodynamische Prozesse und Persönlichkeitsfaktoren bei Krebskranken. Prophylaxe. Internat. J Prophylactic Med Soc Hyg 6/2: 17

Bahnson CD (1969) Psychophysiological complementarity in malignancies: past work and future vistas. Ann NY Acad Sci 164/2: 319

Bahnson CD (1986) Das Krebsproblem in psychosomatischer Dimension. In: Uexküll T von (Hrsg) Psychosomatische Medizin. Urban & Schwarzenberg, München

Booth G (1974) Psychobiological aspects of „spontaneous" regression of cancer. J Am Acad Psychoanal 1: 303

Derogalis LR, Abeloff MD, Melisaratos N (1979) Psychological coping mechanisms and survival time in metastatic breast cancer. JAMA 242: 1504

Deucher F, Nöthiger F (1977) Die chirurgische Behandlung der Colitis ulcerosa. Chirurg 48: 563

Devlin HB, Plant JH, Griffin M (1971) Aftermath of surgery for anorectal cancer. Br Med J III: 413

Druss RG, O'Connor JF, Stern LO (1972) Changes in the body image following ileostomy. Psychoanal Q 4: 195

Engel GL (1955) Studies of ulcerative colitis III: The nature of the psychologic processes. Am J Med 19: 231

Engel GL (1979) Colitis ulcerosa. In: Uexküll T von (Hrsg) Lehrbuch der Psychosomatischen Medizin. Urban & Schwarzenberg, München

Greene WA, Swisher SN (1969) Psychological and somatic variables associated with the development and course of monozygotic twins discordant for leukemia. Ann NY Acad Sci 164/2: 394

Greer S, Morris T (1975) Psychological attributes of of women who develop breast cancer: a controlled study. J Psychosom Res 19: 147

Hürny CH (1984) Psyche und Krebs. Schweiz Med Wochenschr 114: 1827

Kissen DM (1966) The significance of personality in lung cancer in men. Ann NY Acad Sci 125/3: 820

Kissen DM (1967) Psychosocial factors, personality and lung cancer in men aged 55–64

Kissen DM, Eysenck HJ (1962) Personality in male lung cancer patients. J Psychosom Res 6: 123

Klopfer BA (1954) Results of psychological testing in cancer. In: Gengerelli JA, Kirkner FJ (eds) The Psychological Variables in Human Cancer. Univ of California Press, Berkeley

Klußmann B (1984) Ein psychologisch-psychosomatischer Beitrag zur Colitis ulcerosa. Darstellung zehn proktolektomierter und zehn nicht proktokolektomierter Patienten mit Hilfe der biographisch-tiefenpsychologischen Anamnese und des TAT. (Dissertation, Salzburg, unveröffentlicht)

Klußmann R, Sönnichsen A (im Druck) Stomaakzeptanz in Abhängigkeit von somatischen und psychischen Faktoren, MMW

Le Shan L (1966) An emotional life-history pattern associated with neoplastic disease. Ann NY Acad Sci 125: 3

Lockhart-Mummery (1934) Diseases of the rectum and colon and their surgical treatment. Bailliere, Tindall & Co, London

Miller B, Jacobs G (1976) Der Patient mit künstlichem Darmausgang. Internist 17: 302

Perrin GM, Pierce JR (1959) Psychosomatic aspects of cancer. A review. Psychosom Med 21: 397

Schmale AH, Iker HP (1964) The effect of hopelessmess in the development of cancer: I. The prediction of uterine cervical cancer in women with atypical cytology. Psychosom Med 26: 634

Stelzner F (1977a) Colitis ulcerosa und granulomatosa vom chirurgischen Standpunkt. Therapiewoche 27: 6691

Stelzner F (1977b) Die Prognose der Colitis ulcerosa. In: Kremer K, Kivelitz H (Hrsg) Colitis ulcerosa (Internationales Symposium). Thieme, Stuttgart

Thomas CB (1976) Precursors of premature disease and death: The predictive potential of habits and family attitudes. Ann Intern Med 85: 653

Watts J, De Dombal FT, Coligher JC (1966) Long term complications and prognosis following mayor surgery for ulcerative colitis. Br J Surg 53: 1014

White BV (1951) The effect of ileostomy and colectomy on the personality adjustment of patients with ulcerative colitis. New Engl J Med 15: 537

Wirsching M, Stierlin H, Hoffmann F, Weber G, Wirsching B (1982) Psychological identification of breast cancer patients before biopsy. J Psychosom Res 26: 1

Wirsching M, Drüner HU, Hehl FJ, Herrmann G, Köhler K (1977) Psychosoziale Rehabilitation von Anus-praeter-Trägern. Ein Vergleich von Krebs- und Colitis-ulcerosa-Patienten. Med Psychol 3: 119

Wittich GH (1968) Die Stellung der Gruppentherapie im Rahmen der mehrdimensionalen Behandlung der Colitis ulcerosa. In: Kranksein in seiner organischen und psychischen Dimension. (Symposium von Psychiatrie und Nervenklinik der Universität Hamburg, Wissenschaftlicher Dienst Roche 121)

Therapie im interdisziplinären Ansatz

M. Ermann, H. Freyberger, R. Klußmann, G. Overbeck und R. Winkler

1) Klassifizierung der Krankheitsbilder (Kategorien)

- Körperliche Begleitreaktionen („psychosomatische Reaktionen"),
- funktionell-vegetative Störungen,
- psychosomatische Erkrankungen in engerem Sinne,
- somatopsychische Erkrankungen.

2) Vorfeld einer „psychosomatischen" Behandlung

Patientenvariablen:
- Art und Schwere der Symptomatik,
- Schwere und Bedeutung der Auslösesituation,
- Grad der prämorbiden Entwicklung,
- Beurteilung der psychodynamischen Struktur,
- Gewicht der chronifizierenden sozialen (Umgebungs-)Bedingungen.

Arzt-Therapeutenvariablen:
- Wie ist die Interessenlage des behandelnden Arztes?
- Welche Persönlichkeitsmerkmale des Arztes können für die Behandlung wichtig sein?
- Wie ist der Aus-, Weiter-, Fortbildungsstand des Arztes?
- Wie sieht der institutionelle Rahmen aus?

3) Behandlungsmöglichkeiten

In der Praxis (nach Wesiack) 3 Therapieebenen:
- *1. Ebene* geht auf frühkindliche Entwicklung bis 8./9. Lebensmonat zurück: symbiotische Beziehung zur Mutter, Urvertrauen – auch in der Arzt-Patienten-Beziehung. Hier wirken symbiotisch-supportive Verfahren, eine haltgebende Einstellung des Arztes.
- *2. Ebene* mit internalisierten Konflikten und entsprechenden Verhaltensmustern auch in der Arzt-Patienten-Beziehung. Hier wirken konfliktaufdeckende Therapieverfahren.
- *3. Ebene* am Ende des Sozialisationsprozesses mit „reifer Persönlichkeit": Kommunikation auf rationaler Ebene „Arzt ist Partner als Fachmann".

In der Institution: in der (nicht psychosomatisch orientierten) Klinik schwieriger, weil
- Stellensituation meist dürftig,
- fachspezifische Weiterbildung nicht vorhanden,
- keine Wissensvermittlung und Verhaltensschulung,
- keine Selbsterfahrung möglich,
- patientenbezogene Zusammenarbeit zwischen Ärzten, Schwestern, Pflegern meist unzureichend.

Konzepte:
- „consultative psychiatry" mit klassischer Konsiliarfunktion des Psychosomatikers im Sinne einer fachspezifischen Beratung,
- „Liaison médicine" mit kontinuierlich tragender Mitarbeit unter voller Einbeziehung des Psychosomatikers in das Stationsteam,
- Heidelberger Dreistufenmodell (Hahn),
- Ulmer Modell (Köhle, v. Uexküll).

4) Ausblick

Das Therapiekonzept beinhaltet jeweils gleichrangig den organischen wie den psychosozialen Aspekt einer Krankheit, wobei - je nach Diagnose - der eine oder andere Aspekt stärker oder weniger stark berücksichtigt wird. Neben die medikamentöse und operativkorrigierende Dimension tritt
- das Gespräch mit dem Patienten unter Berücksichtigung der individuellen Konfliktlage des Patienten und des emotionalen Beteilgtseins des Arztes,
- die Frage nach dem sozialen Umfeld unter Einbeziehung der zwischenmenschlichen, familiären und beruflichen Gegebenheiten und
- die Einbeziehung körperorientierten, entspannender Verfahren, z. B. konzentrative Bewegungstherapie, autogenes Training.

Literatur

Freyberger H (1980) Consultation Liaison (mit besonderer Berücksichtigung der Krankenversorgung). Prax Psychother Psychosom 25: 179
Hahn P, Vollrath S, Petzold E (1973) Aus der Arbeit einer klinisch-psychosomatischen Station. Prax Psychother Psychosom 20: 66
Köhle K, Böck D, Grauhan A (1977) Die internistisch psychosomatische Krankenstation. Edition Roche, Basel
Köhle K, Joraschky P (1979) Institutionalisierung der psychosomatischen Medizin im klinischen Bereich. In: Uexküll T von (Hrsg) Lehrbuch der Psychosomatischen Medizin. Urban & Schwarzenberg, München
Köhle K, Bosch W, Schultheis KH, Rassek M, Paar G, Kubanek B, Simons C, Urban H, Gaus E (1976) Psychosomatische Medizin in der Inneren Klinik? Therapiewoche 26: 1008
Wesiack W (1980) Psychoanalyse und praktische Medizin. Klett-Cotta, Stuttgart

Sachverzeichnis